计算流行病学
Computational Epidemiology

从疾病传播模型到疫苗接种决策
From Disease Transmission Modeling
to Vaccination Decision Making

原著　Jiming Liu（刘际明）
　　　Shang Xia（夏　尚）

主译　刘　泱

译者（以姓氏笔画为序）
　　　史本云　南京工业大学
　　　刘　泱　香港浸会大学
　　　刘牧潼　香港浸会大学
　　　李铭昊　香港浸会大学

人民卫生出版社
·北　京·

版权所有，侵权必究！

First published in English under the title
Computational Epidemiology：From Disease Transmission Modeling
to Vaccination Decision Making
by Jiming Liu and Shang Xia
Copyright © Springer Nature Switzerland AG 2020
This edition has been translated and published under licence from
Springer Nature Switzerland AG.

图书在版编目（CIP）数据

计算流行病学：从疾病传播模型到疫苗接种决策/
刘际明，夏尚原著；刘泱主译. —北京：人民卫生出
版社，2022.6
　　ISBN 978-7-117-32848-7

Ⅰ.①计… Ⅱ.①刘…②夏…③刘… Ⅲ.①流行病
学-研究②疫苗-预防接种-决策 Ⅳ.①R18

中国版本图书馆 CIP 数据核字（2022）第 023687 号

| 人卫智网 | www.ipmph.com | 医学教育、学术、考试、健康，购书智慧智能综合服务平台 |
| 人卫官网 | www.pmph.com | 人卫官方资讯发布平台 |

图字：01-2021-2007 号

计算流行病学：从疾病传播模型到疫苗接种决策
Jisuan Liuxingbingxue：
Cong Jibing Chuanbo Moxing Dao Yimiao Jiezhong Juece

主　　译：刘　泱
出版发行：人民卫生出版社（中继线 010-59780011）
地　　址：北京市朝阳区潘家园南里 19 号
邮　　编：100021
E - mail：pmph @ pmph.com
购书热线：010-59787592　010-59787584　010-65264830
印　　刷：廊坊一二〇六印刷厂
经　　销：新华书店
开　　本：787×1092　1/16　印张：8
字　　数：155 千字
版　　次：2022 年 6 月第 1 版
印　　次：2022 年 7 月第 1 次印刷
标准书号：ISBN 978-7-117-32848-7
定　　价：98.00 元
打击盗版举报电话：010-59787491　E-mail：WQ @ pmph.com
质量问题联系电话：010-59787234　E-mail：zhiliang @ pmph.com

主译简介

刘泱，国防科技大学工学学士与硕士，香港理工大学博士，卡内基梅隆大学访问学者，耶鲁大学博士后。现任香港浸会大学计算机科学系助理教授、博士生导师，香港浸会大学健康信息学研究中心副主任，以及香港浸会大学深圳研究院副研究员。研究方向包括机器学习、高维异构数据处理、复杂系统建模、计算流行病学等，目前已在相关领域的国际权威期刊（如 T-NNLS、T-CYB、T-IP、T-AC、T-AMD、T-IST、PR、NeuroImage、Lancet's EClinicalMedicine 等）及国际知名会议（如 AAAI、IJCAI、SIGIR、ACMMM 等）上发表学术论文 80 余篇，担任多个顶级国际会议与期刊的审稿专家，并主持包括国家自然科学基金、广东省自然科学基金、香港优配研究金、深圳市基础研究项目等在内的多个科研项目。

谨以此书献给全球协力共抗新型冠状病毒肺炎（COVID-19）疫情的人们。

刘际明　夏　尚

序言

人类正面临着新型冠状病毒肺炎疫情的全球大流行。在病毒面前,行政层面组织协作能力的强弱、业务层面应对处置的及时有效、监测预警的科学精准、治疗药物及疫苗等技术产品的及时提供与合理分配与否已成为各国能否战胜这场疫情的关键。如何预防下一次传染病大流行、最大限度地降低新发、突发传染病对人类危害,已成为值得我们思考的重大科学问题。增强早期监测预警能力已成为健全公共卫生体系的必备条件,而建立基于多渠道智能化监测机制,提高传染病预警的实时分析、集中研判的能力已成为科学应对传染病大流行的当务之急。

实践出真知。在全球传染病疫情的应对处置中,人们已深深地体会到交叉学科的技术发展与应用可显著提升疫情应急处置的成效,尤其是计算流行病学(computational epidemiology)和系统流行病学(systems epidemiology)的方法论具有崭新的发展前景。

一是计算流行病学可以为新发突发传染病的多渠道智能化早期监测预警提供理论方法和技术途径。计算流行病学是以卫生健康大数据为基础,通过构建疾病发生发展数理模型,综合应用智能化的计算分析技术,推演传染病流行暴发特征,用于指导防控策略实施及评价效能。随着大数据科学和人工智能技术的发展,卫生健康大数据发展建设逐步完善,使得流行病学工作者可以通过构建传染病数理模型和计算机仿真分析,及时有效地开展疫情的早期监测和预警工作。

二是系统流行病学基于系统论思想为我们提供了一个全新的视角,将"全健康(One Health)"中"人-动物-环境"看作一个整体系统,该系统具有结构复杂性(如人、动物和环境的交互作用)和行为整体性(病原体在人类及动物宿主之间的传播和流行)。新型冠状病毒肺炎疫情全球大流行的启示:新发突发传染病的防控不仅是生物医学问题,更是社会、经济、政治、科技和文化的综合复杂问题,任何单独学科或单独机构、组织甚至国家,都无法独立解决这场疫情所带来的影响。"全健康"作为跨学科、跨地域协作和交流的新策略,在新型冠状病毒肺炎疫情时代受到了空前的重视和广泛的认可。"全健康"理念强调人类健康、动物健康和环境健康为一个整体,三者之间互相作用、耦合共存、不可割裂。然而,如何将"全健康"理念转化为"全健康"的分析方法是"全健康"研究的关键步骤,本书指出了系统流行病学的分析方法是"全健康"未来发展的重点方向。因此,笔者认为书中所述的复杂系统建模技术及系统涌现行为分析方法将为"全健康"理念下的流行病学研究提供至关重要的新思路和新工具。

本书作者以及译者所在团队是国内外最早开展基于系统论的智能化传染病防控研究的团队之一。该团队于 2009 年研究了我国香港 H1N1 疫情的暴发流行及疫苗接种效能评价，2011 年起在中缅边境地区开展输入性疟疾智能化监测和预警工作，2013 年分析推演 H7N9 在我国东部地区的扩散路径网络，2016 年推演预测登革热在我国广东地区的流行扩散趋势，以及 2020 年分析新型冠状病毒暴发初期的流行特征和趋势预测，从而积累了丰富的计算流行病学研究经验。作者与译者任职的香港浸会大学计算机科学系于 2013 年已与中国疾病预防控制中心寄生虫病预防控制所(国家热带病研究中心)合作共建了"智能化疾病防控联合实验室"。近十年来，双方在推动发展我国传染病防控大数据平台和智能化监测预警方面开展了深入的合作，在教学科研合作、人才培养及研究成果应用和推广等方面取得了丰硕的成果。本书作为对现有研究成果的系统性总结以及对未来研究方向的前瞻性展望，将进一步推进双方强强联合，再创佳绩。

本书内容以解决实际问题为目标，立足于理论方法的演变与应用范畴，不但介绍了计算流行病学的基本概念和术语，以社交场景为重要情境阐述了传染病通常的传播路径，而且介绍了如何将社会因素尤其是人的行为心理因素纳入疫情防控策略的模型设计中。特别是以疫苗接种为例，在社会群体层面，疫苗接种目标是期望达到群体免疫的阈值接种水平，在此情境下，通过应用博弈论模型刻画了群体和个体之间疫苗接种囚徒困境，分析了疫苗博弈均衡状态对疫情防控的作用和影响。以上科学问题的提出和模型分析方法的建立，对于时至今日新型冠状病毒肺炎疫苗在全球范围内的推广接种具有重要启示和指导作用。我坚信本书的面世及其译本的出版将推动疫情后时代"全健康"在国内外的研究和发展，并进一步推广普及计算流行病学和系统流行病学分析方法在解决公共卫生领域重大挑战性问题中的应用，为疾病预防控制工作者、研究者和决策者服务。

周晓农
中国疾病预防控制中心寄生虫病预防控制所(国家热带病研究中心)
上海交通大学医学院-国家热带病研究中心全球健康学院
世界卫生组织热带病合作中心
2022 年 1 月 15 日

前言

人类之光明未来：COVID-19 疫情的警世意义

一沙一世界，一花一天堂。
无限掌中置，刹那成永恒。

威廉·布莱克(1757—1827 年)《天真的预言》

(徐志摩 译)

此前言的标题看起来似乎有些与众不同。然而这确实是我们在写作本书时一直浮现在脑海中的问题。

本书诞生于一个特殊的时期：在撰写和出版的过程中，全球正面临着几十年甚至几个世纪以来最大的挑战之一。一种突发的新型冠状（新冠）病毒（SARS-CoV-2）在几个月的时间内迅速传播到 6 大洲（除南极洲外）的约 200 个国家和地区，导致 500 多万人感染，30 多万人死亡（截至 2020 年 5 月）。所有的人，无论身处何方，无论种族、地位及身份，都无可避免地陷入了这场前所未有的全球危机之中，随之而来的是国家封锁、各种服务业停止运转、经济濒临崩溃以及灾难性感染死亡人数。

整个世界满怀焦灼，呈现出一片茫然及对未来束手无策的景象。

然而，纵观人类文明发展史，我们应该充满希望：人类善于不断学习和进步，并最终赢得胜利。这次也不例外，在这场全球抗击新冠肺炎疫情的战役中，大自然给我们上了生动的一课：**人类只有团结一致，共同排除各种因种族、国家、政治意识形态、宗教或特殊利益的不同所产生的分歧与偏见，在日益紧密联系和相互依存的世界中和睦共处，才能齐心协力共同走出疫情并最终战胜疾病。与此同时，科学家们也应该重新思考并定位其角色和社会责任，重新探索认识世界，并跨越学科界限推动未来科学发展**。在这样一个特殊的时期，本书的主题则显得尤为恰当：我们在书中尝试向大家展示如何融合计算机科学（computer science）、系统科学（systems science）和流行病学（epidemiology）等学科，并用以解决在根除疾病方面的一些最为紧迫且和社会紧密相关的问题。

本书内容描述了我们在香港浸会大学(Hong Kong Baptist University,HKBU)的一些研究工作,旨在通过所开发的计算模型、方法、工具和案例研究,以系统化的方式解决传染病流行病学中的几个重要问题:

- 流行病学领域是如何发展的(第 1 章)? 如何在流行病学研究中融合以数据为中心的技术?(第 1 章和第 7 章)
- 如何对疾病传播的差异性/异质性(heterogeneous nature)进行建模和刻画?(第 2 章)
- 我们如何战略性地规划和实现疾病干预措施?(第 3 章)
- 在疾病防控决策中,我们如何将人(个人层面和社会层面)的因素考虑在内?(第 4 章至第 6 章)
- 如何从系统论的角度出发更好地应对流行病学挑战?(第 7 章)
- 系统流行病学能为我们带来什么启示? 从事该方向研究的最佳途径是什么?(第 7 章)

解决好以上问题可以有效地帮助政府、公共卫生政策制定者、科学家和一线从业人员从系统的、数据驱动的计算模型角度看待当前和未来的全球健康挑战,如新冠肺炎疫情,从而有效地制订相应的防控策略及方案。例如,本书所提供的方法可以帮助解决应对新冠肺炎疫情中的几个关键问题:一旦我们研制出新型冠状病毒疫苗,分发有限疫苗的最佳(有科学依据且切实可行)方案是什么? 谁应该优先接种? 是否有足够的人接种疫苗,从而达到目标覆盖率(群体免疫)? 人们是如何做出疫苗接种决策的?

本书可以用作计算机科学和流行病学研究人员以及相关从业人员的参考书。我们建议大家可以先阅读本书的第 1 章和第 7 章来了解计算流行病学领域的整体概念与框架,第 2 章至第 6 章则可用于对具体研究问题的进一步学习。

与此同时,本书也可以用作本科生和研究生计算流行病学和系统流行病学课程的教材或者作为相关从业者和实地工作者的培训材料。本书还提供了关键概念、方法与示例的相关参考资料/文献。我们建议读者按顺序对第 1 章至第 7 章进行阅读,然后再深入学习与研究第 2 章至第 6 章中的一些具体议题。

刘际明　夏　尚

2020 年 5 月

致谢

本书作者刘际明教授诚挚地感激华东师范大学(上海)。作者正是受惠于 1979—1983 年在华师大物理系的学习生涯,为他打下了坚实的基础。刘际明教授同时感恩于 20 世纪 80 年代中期在加拿大蒙特利尔的康科迪亚大学(Concordia University),有缘在 Gary Boyd、David Mitchell、Gordon Pask 等哲学思想家和系统论、控制论、心理学等领域大师们的直接熏陶下,学习并感悟学问与人生的真谛,以及于 20 世纪 80 年代末至 20 世纪 90 年代初在麦吉尔大学(McGill University)电气工程系和麦吉尔大学智能机器中心(Centre for Intelligent Machines)从事机器人学的博士研究。以上几个时期对作者日后的学习、工作、学术生涯乃至人生都产生了深远的影响。此外,作者也非常感谢 1994 年之前在蒙特利尔,2006—2007 年在温莎以及 1994 之后在香港,这三十多年来陪伴并不断给予他激励和启发的许多老师、同事、合作者以及学生们。在过去的十几年里,作者从复杂系统、网络科学、机器学习和面向自主计算的新视角,致力于探讨、开发现实世界问题的解决方案,例如在全球健康和传染病流行病学等领域。回顾这段经历,刘教授要向下列人士表示衷心的感谢:与他共同建立了智能疾病监测与控制联合研究实验室的中国疾病预防控制中心寄生虫病预防控制所的周晓农所长(以及所里其他敬业的同事们);在香港浸会大学的同仁、合作者及长期支持者,包括吴清辉校长、张国威教授、阮邦志教授、张晓明教授、刘泆博士等;博士后研究员及研究合作者,包括杨博教授、于志文教授、谢晓峰博士、蔡青博士、杜占伟博士等;作者的研究生及研究合作者,包括夏尚博士、史本云教授、高超教授、陶丽博士、靳小龙教授、裴红兵博士、陈贺昌博士、杨晓非先生、张世武教授、邱红君博士、吴建兵博士、谭棋、任晋甫、刘牧潼、李铭昊等。刘教授还要感谢香港浸会大学给予他信任和机会,使他有幸可以在不同岗位上[即计算机科学系讲座教授、系主任、理学院副院长(研究)、理学院院长及协理副校长(研究)]为大学的学术发展、人才培养、研究和管理做出一点贡献。作者的学术团队多年来在通过计算机科学、机器学习和人工智能等方法来理解和解决流行病学问题的研究过程中获得了政府研究项目资助,为此他要感谢香港研究资助局(RGC)所给予的大力支持。最后,也是最为重要的,刘际明教授要向他的妻子 M. L. 及女儿 I. Y. Y. 和 B. Y. X 表达他最深切的感激,感激她们无限的爱和最美好的时光。

本书另一作者夏尚博士对刘际明教授的启发、耐心、激励、热心与渊博的学识表示衷心的感谢。没有刘际明教授的鼓励和坚持,这本书是不可能完成的。作者在此衷心地感谢香港浸会大学计算机科学系,他在那里获得博士学位,并在那里得到了最鼓舞人心且激发灵感的指导,享受了充实的校园生活。在此,作者谨向史本云教授、陶丽博士和刘泱博士表示衷心感谢,感谢他们的合作与支持。同时,作者也感谢周晓农教授和中国疾病预防控制中心寄生虫病研究所对他学术生涯和研究工作的大力支持。最后,他要感谢妻子姚 Q. Q. 及女儿悠悠和秀秀,感谢她们对他生活的关心、爱护和支持。

两位作者要特别感谢刘泱博士在校对稿件以及为本书内容提供出色的建议和帮助等方面所做出的巨大努力。

刘际明　夏　尚
2020 年 5 月

缩写

ACIP 免疫政策咨询委员会（Advisory Committee on Immunization Policy）

AEFI 疫苗接种后不良反应（adverse events following immunization）

BPA 基本概率赋值（basic probability assignment）

CHP 卫生防护中心（Centre for Health Protection）

DST Dempster-Shafer 理论（Dempster-Shafer theory）

H1N1 甲型流感病毒（H1N1）［influenza A virus（H1N1）］

H7N9 禽流感 A 病毒（H7N9）［avian influenza A virus（H7N9）］

HSI 人类猪型流感（human swine influenza）

HSIVP 人类猪流感疫苗注射计划（Human Swine Influenza Vaccination Programme）

MMR 麻疹-腮腺炎-风疹（measles-mumps-rubella）

NVAC 国家疫苗咨询委员会（National Vaccine Advisory Committee）

SARS 严重急性呼吸系统综合征（severe acute respiratory syndrome）

SEIR "易感-暴露-感染-免疫"（susceptible-exposed-infectious-recovered）

SIR "易感-感染-免疫"（susceptible-infectious-recovered）

SIS "易感-感染-易感"（susceptible-infectious-susceptible）

SIT 社会影响理论（social impact theory）

STD 性传播疾病（sexually transmitted disease）

符号

S	易感状态人群
I	感染状态人群
R	免疫状态人群
N	人口总数
S_i	易感状态子人群 i
I_i	感染状态子人群 i
R_i	免疫状态子人群 i
N_i	子人群 i
α	感染性
β	易感性
λ	感染率
μ	传染率
γ	恢复率
c_{ij}	两个子人群 i 和 j 之间的接触频率
R_0	基本再生数
R_t	有效再生数
$\mathbf{C}^H$	用于家庭设置的接触矩阵
$\mathbf{C}^S$	用于学校设置的接触矩阵
$\mathbf{C}^W$	用于工作地设置的接触矩阵
$\mathbf{C}^G$	用于一般社区设置的接触矩阵
$\mathbf{C}$	用于所有社会设置的接触矩阵
Φ	社会设置 (H,S,W,G)
r^H	家庭接触系数
r^S	学校接触系数
r^W	工作地接触系数
r^G	一般社区接触系数

K	疾病再生矩阵或下一代矩阵
A	感染性矩阵，$\mathrm{diag}(\alpha_1,\cdots,\alpha_N)$
B	易感性矩阵，$\mathrm{diag}(\beta_1,\cdots,\beta_N)$
S	易感人群矩阵，$\mathrm{diag}(S_1,\cdots,S_N)$
I	感染人群向量，$[I_1\cdots I_N]^T$
$\rho(\mathrm{K})$	K 的最大特征值
x_1	K 的左特征向量
y_1	K 的右特征向量
N_i^{vac}	接种疫苗的邻居数量
N_i^{non}	未接种疫苗的邻居数量
w_{ij}	两个相互联系的个体 i 和 j 之间的社交紧密度
$\hat{\lambda}_i$	子人群 i 的感知感染率
$\hat{\beta}$	感知易感率
θ	群体免疫阈值
ζ	疾病感染代价
ξ	疫苗接种代价
r_C	代价系数 $r_C=\xi/\zeta$
σ_i	疫苗接种决策
$\hat{\sigma}_i$	最小代价选择
$\widetilde{\sigma}_i$	来自有联系的邻居的社会看法
ι_i^{vac}	接受疫苗接种的社会影响
ι_i^{non}	拒绝疫苗接种的社会影响
$\Delta\iota_i$	影响差异
v	影响 Fermi 方程差异的响应性
$P(\Delta\iota_i)$	由 Fermi 方程生成的概率
r_f	从众率
G	社交网络，$G=\langle V,L\rangle$
V	网络节点（个人）
L	网络边（交互）
Θ	疫苗接种决策的通用集，$\{Yes,No\}$
ϕ	空集
2^Θ	幂集，$\{\phi,\{Yes\},\{No\},\Theta\}$
$m(\cdot)$	基本概率赋值
$m(Yes)$	接受疫苗接种的置信度
$m(No)$	拒绝疫苗接种的置信度

$m(\Theta)$	不确定是否接种疫苗的置信度
m_i	置信度集合
m_i'	更新后的置信度
m_i^e	已获取的对不良事件的认知
m_{dis}^e	由严重疾病感染而产生的置信度
m_{vac}^e	疫苗不良事件产生的置信度
f	认知衰减系数
ε	严重疾病感染的报告率
κ	疫苗不良反应的报告率

目录

1 流行病学范式

通常来说,流行病学(epidemiology)指的是"对特定人群中与健康有关的状态或事件其发生和分布(包括影响此类状态或事件的决定性因素)的研究,以及如何将这些知识与结论应用于健康问题的控制"[1]。如MacMahon 等在其书中所指出的那样[2]:流行病学在本质上是跨学科的研究,其涉及病因学、遗传学、生物学、药学、地理学、生态学以及社会学和人类行为学。为了应对传染性疾病(infectious diseases),流行病学的研究主要集中在以下 4 个方面:①通过调查所观测到的疾病发生其时空分布进行模式分析;②通过鉴别和评估相关的影响因素(impact factors)进行因果推理;③通过评估不同情景中的传染病动态进行预测预警;④通过探索和执行有效的干预措施进行政策分析。

为此,流行病学研究的先驱者们建立并提供了许多有用的知识与方法用以指导传染病的防控。正如 Merrill 在其书中所指出的那样[3]:流行病学已经从缺乏理论支撑的盲目实践进化发展成为了具有科学根基的扎实研究;从缺乏章法与严谨性的报告进化成为了对公共卫生事件和问题的系统性研究;从对疾病起因的懵懂无知进化成为了对疾病其隐藏诱因、决定性因素与所带来后果的科学理解;以及从缺乏解决公共卫生问题的可行方案进化成为了能够采用有效的手段与措施进行疾病干预。

传染病流行病学(infectious disease epidemiology)的发展里程碑可以追溯到 Hippocrates(公元前 460—公元前 377 年)的工作。Hippocrates 研究了环境对疾病传播的影响,并试图了解疾病如何在宿主个体中传播并引起感染[3]。其他的早期研究还包括了 John Graunt(1620—1674 年)的工作:他通过使用统计和普查方法描述了疾病死亡率(mortality)[4];以及Thomas Sydenham(1624—1689 年)的工作:他通过研究疾病的分布模式,将观察性研究转变为了分析性研究[5]。在 19 世纪,John Snow(1813—1858 年)追踪了疾病暴发的根源(例如 1854 年伦敦 Soho 区的霍乱),并进而指出了疾病暴发与社会和自然环境的关系[6]。为了使用更系统与更严谨的方式描述疾病传播的动态过程,Ross(于 1911 年)和 MacDonald(于 1957 年)提出了一组数学方程式,并提出了一种称为基本再生数

(basic reproduction number)的阈值指标,用以对疾病传播的严重程度进行定量描述[7]。

1.1 方法论范式

为应对传染病控制与预防中的一系列挑战,在过去的几十年间,学者们提出了多种方法,并将其应用于流行病学研究。如 Zadoks 在其论文中所描述的那样[8],以上方法可以被分为 4 大类:描述性方法(descriptive methods)、统计方法(statistical methods)、预测性方法(predictive methods)及指导性方法(prescriptive methods)。描述性方法是基于对疾病发生情况的观察,例如聚类与热点分析方法。该类方法已被用于分析传染病在群体中的时间、空间和人口分布模式,即用于回答何时、何地与何人发生传染的问题。统计方法,例如回归分析或贝叶斯推断,可用于进一步探索疾病发生与其影响因素之间的因果关系(causal relationships),即用于回答为何传染以及如何传染的问题。预测性方法,例如数学建模(mathematical modeling)方法或基于计算机的模拟,通常被用于预测传染病在其流行期间的动态规律,并找出最合适的指标来刻画这种动态过程。基于以上 3 类方法与其所得到的结果,公共卫生部门可进一步采用指导性方法,例如最优化方法或场景/敏感性分析,以决定如何实施最有效的干预措施,例如药物资源(如疫苗和抗病毒药)的分配以及社交距离(social distancing)的限制(如隔离病患和关闭学校)。

传染病流行病学在其整个发展过程中经历了许多方法论范式上的转变,如图 1-1 所示。上一段中提到的典型方法,即描述性、预测性和指导性方法,对应于图中的前 3 个范式(第 4 个范式将在下一个小节中介绍,并在本书的最后一章中进行了详细讨论)。这 3 个范式分别是实证研究、理论建模和计算建模。因此,我们将基于这 3 个范式的流行病学方

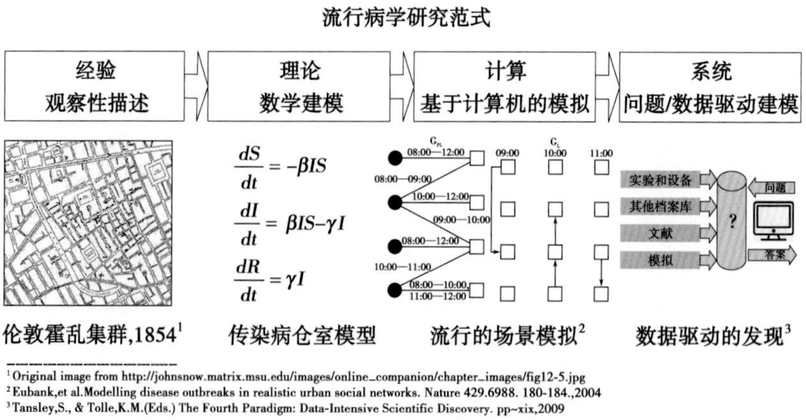
流行病学研究范式
经验
观察性描述
理论
数学建模
计算
基于计算机的模拟
系统
问题/数据驱动建模
dS/dt = -βIS
dI/dt = βIS-γI
dR/dt = γI
08:00—12:00
08:00—09:00
10:00—12:00
09:00—10:00
08:00—12:00
10:00—11:00
08:00—10:00,
11:00—12:00
09:00
10:00
11:00
实验和设备
其他档案库
文献
模拟
问题
答案
?
伦敦霍乱集群,1854¹
传染病仓室模型
流行的场景模拟²
数据驱动的发现³
¹ Original image from http://johnsnow.matrix.msu.edu/images/online_companion/chapter_images/fig12-5.jpg
² Eubank,et al.Modelling disease outbreaks in realistic urban social networks. Nature 429.6988. 180-184.,2004
³ Tansley,S., & Tolle,K.M.(Eds.) The Fourth Paradigm: Data-Intensive Scientific Discovery. pp~xix,2009

图 1-1 传染病流行病学的主要方法论范式

法分别对应地称为经验流行病学(empirical epidemiology)、理论流行病学(theoretical epidemiology)和计算流行病学(computational epidemiology)。

- **经验方法(empirical methods)**
  基于实证观察和调查的方法非常适合流行病学研究的早期阶段。如Rothman等所述[9]，该类方法通常涉及以下几个方面：①收集有关疾病传播的观测数据，即疾病于何时、何地、何人之间进行传播，以及相关的影响因素，其中包括微观尺度(microscopic scale)的影响因素，如病原体和宿主个体特征；以及宏观尺度(macroscopic scale)的影响因素，如病因学和气象环境特征。②对观测资料进行定性描述或定量分析，以建立影响因素与疾病传播之间的相互联系或因果关系。③做进一步的实验验证或现场调查，以检验流行病学假说的正确性，将疾病原因(通过假设所得)与其所带来的影响(通过观测所得)进行相互关联，进而为规划和实施疾病干预措施而服务。

- **理论方法(theoretical methods)**
  流行病学研究的理论方法涉及数学工具的运用，并侧重于概括和刻画疾病传播过程及其与各种影响因素间的相互关系[10]。科学家们通过建立数学方程或模型来对疾病传播的动态过程(dynamics)进行定量描述，并估计其可能的结果。通过评估模型在不同条件下的收敛性、稳定性或平衡态，公共卫生部门可以对疾病干预措施进行长期规划和有的放矢的决策。由于现实世界的复杂性，理论流行病学有时会基于某些假设对疾病传播的真实过程进行简化。与此同时，我们需要通过数学运算来构造各种疾病行为的模型，并据此推断疾病动态过程以及相应的干预措施。

- **计算方法(computational methods)**
  随着人工智能、机器学习、数据分析、数据挖掘以及地理科学和信息系统的发展，计算方法在流行病学研究中得到了迅速的发展与普及。计算方法旨在通过对疾病传播模式进行建模和分析，并对实施疾病干预措施的潜在效果进行定量评估，从而更好地刻画与理解疾病传播的真实过程[11]。在该类方法中，主要计算工具包括计算建模、仿真、预测和优化以及数据分析与可视化，从而使得公共卫生部门和流行病学专家便于理解并使用从建模与分析中所得到的结果。该类方法进一步扩充与提升了流行病学研究在解决疾病传播动态和疾病干预效果分析和预测等问题上的范围和能力。基于此，公共卫生部门将能够更有效地进行场景分析，从而帮助其进行关键性的决策。

1.2 近期研究进展与动态

上述几类方法已经发展了数十年,并为我们理解和抗击传染病做出了巨大贡献。然而,在与传染病进行斗争的过程中,仍然存在着许多挑战。如图 1-2 所示,这些挑战来自各种新发传染病与再发传染病:这些疾病与多种影响因素以及因素之间的交互作用密切相关,例如疾病病原体/寄生虫(disease pathogens/parasites)的基因突变[12],人类社会经济与行为变化[13],以及环境和生态条件[14,15]。

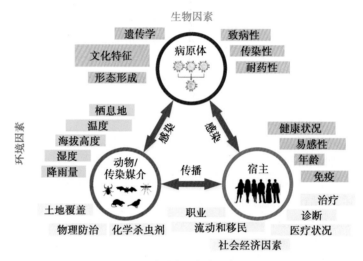

图 1-2 可能影响传染病传播的一些相互作用的组成部分(圈内)及其相关影响因素

现在我们以流感为例进行分析。研究表明,流感暴发的动态过程涉及多种影响因素[16],其中可能包括:①病原因素,例如病毒的遗传重组和病原体的基因表达;②宿主因素,例如不同年龄人群的免疫力;③社会与行为因素,例如人群的流动或旅行活动;④政策因素,例如疾病干预措施(intervention measures)。此外,这些因素彼此之间密切相关且相互影响。例如,人们在旅行时携带病原体,从而加速了不同类型病毒的混合与重组。另一方面,实施疾病干预措施,例如关闭学校,会改变人们的社会接触行为,从而有效地切断疾病传播的途径。

以上例子突显了疾病传播的各种影响因素如何在不同尺度上相互关联和相互作用。值得重点关注的是,这些因素之间的耦合与交互关系(coupling and interactive relationships)往往能够决定疾病传播在空间、时间和社会等维度上的内在(且隐性的)机制。这些机制可能涉及系统性特征(systemic characteristics),例如反馈、饱和、分岔和混沌,从而给流行病学的全面深入研究带来了全新的挑战[17]。

　　传染病干预措施的有效性取决于多方面因素,其中包括:从生物学与医学层面对疾病病原体的理解、从时空(spatio-temporal)的角度对疾病发生模式的描述性研究、以及对疾病传播及其影响因素的因果性分析。此外,对疾病传播趋势(即疾病传播过程各组成部分之间的相互作用机制)的探索与推断也是理解和抗击传染病的关键。例如要建立针对新发传染病(如 COVID-19)的预警系统,我们需要了解疾病传播的可能地理路线,如人类航空旅行网络(human air-travel networks)[18]。要预防人畜共患病和媒介生物传播疾病(zoonotic and vector-borne diseases),例如COVID-19 和疟疾,则需要掌握动物/虫媒的环境和生态变化[19],以及人类的迁徙行为(mobile behaviors)[20]。此外,疾病干预措施的有效性还取决于资源分配的有效性、目标宿主人群的依从性以及对环境变化的响应性反馈。

　　纵然面临着上述挑战,当下和未来的流行病学研究也拥有着诸多新的机遇,特别是在这样一个以数据为中心的时代(data-centric era)。这得益于多源数据的融合以及数据科学(data science)中建模和分析工具的发展[21]。例如,一种全球疾病监测系统(global disease surveillance system)通过不同的地方/区域/国家/国际组织将其成员国的卫生部门和各级合作伙伴进行聚合[22],从而可以对在不同时间与地点被某些疾病感染的人群其历史记录与报告进行统一管理与共享。

　　与此同时,其他数据源也有助于对潜在的疾病传播进行分析和建模。例如来自卫星的遥感数据(remote sensing data)是一种易于获取的数据,我们可以通过它来分析当地或全球环境的气象和生态条件[23,24]。

　　此外,另一种重要的数据来源是基于网络的媒体(Internet-based media),它可以作为有效的信息渠道以揭示与健康有关的个人行为和观点。例如,早前的谷歌流感趋势(Google Flu Trends)被用于评估流感病毒的传播[25];使用互联网搜索数据也可以有效地预测登革热[26]。

　　鉴于以上挑战和机遇,我们十分有必要开发流行病学中新的方法论与范式,为全面揭示疾病动态过程及其相关影响因素提供崭新的视角和方法,从而提高我们在理解、预测、控制和预防传染病传播等方面的能力。

1.3　传染病与疫苗接种

　　面对传染病的威胁,及时采取有效的疾病干预措施对于降低死亡率和发病率以及减少社会经济损失至关重要。为了达到以上目的,各种干预措施已被广泛研究并采用。例如,及时迅速的隔离措施可以防止类似流感的传染病传播[27,28];大规模预防性的使用抗病毒药物可以降低易感人群的感染风险[29];保持社交距离的干预措施(如学校停课和关闭工作场所)可以减少民众的接触频率,从而降低疾病在易感人群和感染者之间传播的可能性[30,31]。

除上述干预措施外,疫苗接种被认为是预防传染病的最有效方法之一[32],其原因在于通过一定规模的疫苗接种可以形成有效的疫苗诱导的群体免疫(vaccine-induced herd immunity,即一定比例人群因接种疫苗而获得免疫力,从而为未免疫人群提供间接保护)。也就是说,为了防止潜在的疾病暴发,人群疫苗接种覆盖率必须高于临界水平[即群体免疫阈值(herd immunity threshold)],方可实现群体免疫。然而对于公共卫生部门而言,如何让疫苗接种覆盖率在实际应用中达到预防疾病暴发的群体免疫阈值一直以来都是一项颇具挑战性的任务。

造成疫苗接种任务艰巨的原因有如下几点。一方面,尽管我们在疫苗开发与生产方面已取得了重大进展,但仍然不具有及时提供足够剂量疫苗的能力,尤其是在面对新发传染病的时候(如 2009 年甲型流感H1N1)[33]。具体而言,疫苗供应的能力主要受限于以下几个因素:确定最终疫苗组合物所需的时间、对新疾病菌株的不断进化做出反应所需的时间[34]、疫苗生产能力和后勤能力的有限性[35],以及由于基础设施落后与经济限制(尤其是在发展中国家)给疫苗接种所带来的困难[36]。基于上述情况,负责疫苗接种计划的公共卫生部门将面临如下难题:如何分配有限数量的疫苗从而最有效地预防疾病传播?因此,世界卫生组织(World Health Organization,WHO)强烈建议各个国家提前确定最需要接种疫苗的人群[37],以应对可能出现的疫苗供应短缺情况。

此外,公众对疫苗接种计划的接受程度将严重影响疫苗的实际接种率:如果公众对于疫苗安全性和有效性缺乏信心,那么将导致疫苗接种意愿与遏制疾病传播所需水平之间的巨大差距。纵观历史,人类社会经历过几次拒绝接种疫苗事件,例如 20 世纪 70 年代的百日咳疫苗恐慌[38],20 世纪 90 年代的麻疹-腮腺炎-风疹(measles-mumps-rubella,MMR)疫苗接种覆盖率下降[39,40],以及抵抗疫苗接种运动的兴起与普及[41,42]。公众对疫苗接种的抗拒直接导致了疫苗接种覆盖率下降,从而使得某些被认为已不再对人类构成威胁的、可通过疫苗预防的疾病再次暴发[43,44]。

有鉴于此,我们有必要对个人接种疫苗的自愿程度进行深入的认识与理解。有研究表明,公众对疫苗接种的接受程度,即群体中个人接种疫苗决定(是或否)其总和,受到多种文化、行为和社会经济因素的影响。例如,公众可能由于对疫苗的不良反应感到恐惧,从而对疫苗的安全性和有效性产生怀疑[45,46]。另一方面,出于对自身利益的考虑,如果人群(除自己外的其他人)疫苗接种覆盖率足够高,自己则可能倾向于不接种疫苗[47,48]。对于新疫苗来说,经济能力和疫苗接种的便利性对个人疫苗接种决策(尤其是在发展中国家)至关重要[49,50]。

与此同时,诸如 Facebook 和 Twitter 之类的在线社交媒体的迅速出现与发展,使得赞成或反对疫苗接种的观点在人群中得以广泛而迅速的传播[51]。因此，社交媒体所带来的影响在个人疫苗接种决策中起着日益重要的作用。从这方面来说，每个人对于是否接种疫苗所做出的决定已不仅仅是他/她自己的私人事务，同时也将对他人的决策也产生影响，进而从总体上决定疫苗接种计划的最终覆盖范围。

因此，我们十分有必要从群体和个人两个层面对疫苗接种进行更为系统的研究，其目的是提高疫苗接种计划的有效性，以防止传染病的暴发。

1.4 本书的目标与任务

在本书中，我们首先通过社会人口统计学数据（socio-demographic data）推断出人与人之间的接触关系，进而研究了疾病在宿主人群中的传播动态。基于对疾病传播动态的研究，我们以最有效地减少疾病传播为目标，开发了针对不同人群的疫苗接种优先排序方法，从而解决了疫苗分配的问题。为了进一步研究个人对疫苗接种的接受程度，我们提出了决策模型来分析与刻画个人的疫苗接种意愿，并评估社会层面的影响以及个人层面的主观认识（subjective perception）对基于疫苗接种的疾病干预策略其有效性的影响。

1.4.1 传染病动态过程建模

疾病传播的动态过程取决于许多与疾病以及与宿主种群有关的因素（host population-related factors）。为了分析宿主种群的异质性（heterogeneity），我们需要考虑其年龄结构（age structure），并构建一个仓室模型（compartmental model）来描述不同年龄段的（age-specific）疾病传播模式（如 COVID-19[52]），即不同年龄段的疾病传染性（age-specific infectivity）和不同年龄段的疾病易感性（age-specific susceptibility）的异质性，以及不同年龄段之间的接触关系（contact relationships）。

为了方便展示，在本书中我们以 2009 年 H1N1 在中国香港流行的实际情况为例，并参考 H1N1 的流行病学特征对模型的示范参数进行校准。由于特定年龄人群之间实际接触的详细信息通常无法获得，我们采用一种基于计算的方法从香港的人口普查数据中推算出不同年龄段的人与人之间其接触频率（cross-age contact frequencies），并据此来量化其接触关系。具体而言，我们考虑 4 种特定社会环境（即学校、家庭、工作场所和一般社区），并估计每种环境中来自相同或不同年龄段的两人之间的接触频率，然后通过对 4 个特定环境中的接触频率进行加权求和来估算造成疾病传播的总体接触频率矩阵，其中加权系数与以上 4 种环境中人与人的接触次数成正比。

为了定量地对模型进行评估，我们进行了一系列基于仿真的实验，以检查模型所预测的疾病动态。通过比较模型预测结果与实际观察结果,其中包括每日新增感染病例与不同年龄段人群的发病率(age-specific attack rates,即每个年龄段人群中感染者的比例),我们验证了模型的有效性。从本质上说,我们能够基于不同年龄段人群的异质性对疾病传播的动态模式进行重构。在稍后的论述中可以看到,该结果可作为进一步讨论与分析疫苗分配方案和个体疫苗接种意愿的基础。

1.4.2 疫苗分配策略建模

宿主人群的异质性意味着对于不同年龄的人来说,疫苗对疾病的预防效果可能会显著不同。这就引出了一个实际问题:如何分配有限剂量的疫苗,从而最有效地减少疾病传播?要解决该问题,至关重要的一点是需要对这种干预措施(即分配疫苗)的有效性进行了解。在本书中,我们致力于开发一种以问题求解(problem-solving)为导向的方法来回答该难题。具体而言,我们提出了一种计算方法,通过评估对不同年龄段的疫苗接种(age-specific vaccination)在减少疾病传播中相应的效果,从而确定每个年龄段的相对优先级。通过衡量疫苗接种之后该人群的再生数(reproduction number,一种衡量疾病传播速率的指标),我们可以评估相应干预措施(对不同年龄段进行疫苗接种)对遏制疾病传播的有效性。基于此,我们可以通过考察对不同年龄段进行疫苗接种在降低再生数方面的边际效应(marginal effects),从而确定可最有效减少疾病传播的疫苗分配方式。

与现有基于优化的方法不同,我们所提出的疫苗分配方法具有以下特色:

- 该方法利用了与每个人年龄相关的易感性和传染性、每个年龄段人群中的实时疾病流行率,以及在每个社交环境中来自相同/不同年龄段的人与人之间其接触频率基本模式的先验知识。此外,该方法并不依赖于某些在实践中很难迅速而准确地确定的因素,包括人与人之间实际接触的详细信息以及在这些接触中因疾病传播而引起的潜在变化。这使得该方法更具有实际可操作性。

- 该方法旨在通过将有限数量的疫苗剂量分配给某些目标群组以达到最有效地减少疾病传播的目的。通过该方法所获得的疫苗接种优先级可以根据疾病传播的动态灵活地进行自我调节,即可以根据疾病传播和疫苗供应的最新进展来动态调整分配给每个群组的疫苗剂量,从而使得该方法更具有灵活性。

- 该方法结合了在接种疫苗的同时实施其他疾病干预措施的效果,例如减少接触(contact reduction)。因此,在综合各种疾病干预措施的实际情况下,该方法可以为疫苗分配提供更准确、更有效的解决方案。

为了让读者更为直观的了解如何在实践中运用该方法，我们将其应用于 2009 年 H1N1 流感在香港流行的现实情景，以确定在香港进行疾病干预的群组优先顺序。结果表明，根据不同优先级对各年龄段进行相应的疫苗分配和社交限制的方法可以明显地提高疾病传播防控工作的有效性。

1.4.3　疫苗接种决策建模

在自愿性疫苗接种计划（voluntary vaccination program）中，个人对于是否接种疫苗的决策会严重影响疫苗接种覆盖率，从而影响疾病干预的有效性。从这方面来说，对个人疫苗接种决策进行建模和评估将为公共卫生部门提供有用的信息，从而提高疫苗接种计划的有效性[53]。

研究人员通常使用基于收益（payoff-based）的方法，根据疫苗接种其风险和收益来判断个人是否愿意接种疫苗。与此同时，个人是否愿意接种疫苗同样也受到他人决定的影响，即来自社会的影响（social influences）。因此，我们将个人是否自愿接种疫苗视为一个综合决策过程（integrated decision-making process），其中包括疫苗接种的成本分析和社会影响的作用。

我们的综合决策模型是对现有模型的改进，具有以下几个值得注意的特点：

- 如上所述，我们将个人的疫苗接种决策视为一个综合过程，并在个人成本/代价最小化与来自社会的影响这两者之间取得平衡。此外，该模型引入一个参数，即从众率（conformity rate），用来调节个人对于这两者的倾向性：一个人有可能采用使得他/她自己成本最小化的决策，又或者采纳他/她周边众人所代表的社会意见。

- 我们研究了社会意见如何影响个人想法的形成。在此基础上，我们进一步考虑了不同的人所拥有的社会关系的异质性，即人与人之间的社会关联性。基于社会影响理论（social impact theory，SIT），我们从计算建模的角度分析了来自网络化社会的影响对于个人疫苗接种决策的作用。

- 基于该模型，我们从 3 个方面研究了社会影响对个人疫苗接种决策和疾病干预效果（疫苗接种覆盖率）的作用：①疫苗接种和感染疾病的相对代价；②个人对社会影响力的从众度（conformity），即从众率；以及③个人的初始接种意愿。

我们根据 2009 年 H1N1 流感在香港流行的实际情景对所提出的综合决策模型进行了参数赋值，并进行了一系列基于仿真的实验，以推断基于个体决策的自愿接种计划其覆盖率。结果表明,个人的疫苗接种决策会受到个人相关代价及社会从众率的影响。因此,公共卫生部门有必要在开始自愿性疫苗接种计划之前估算个人对于疫苗接种的接受程度,并迅速评估与提高其所采用的疫苗接种政策的有效性,例如提供一定的财政补贴以减少个人疫苗接种的花费。

1.4.4　主观认识建模

通过长期以来的观察我们发现,在社交媒体上所传播的关于大众对流行病的认识会影响个人对于流行病的看法和行为。在出现新发传染病(emerging infectious disease)时,我们通常很难及时获取与该疾病和/或新开发疫苗相关的信息。在此情况下,社交媒体上有关疾病严重性(disease severity)和疫苗安全性认识的传播(spread of awareness)可能会影响大家对疫苗接种的主观看法,从而在很大程度上影响人们的决定[54]。

为了更深入地理解与研究人们对于接种疫苗的自愿程度,我们开发了基于置信度的决策模型(belief-based decision model),以评估认识的传播对于个人决策和疾病干预措施有效性的影响。与现有的个人疫苗接种决策模型相比,我们所提出的基于置信度的新模型具有以下特色:

- 与现有模型将决策表示为二元问题(是或否)不同,我们考虑了不确定性在个人疫苗接种决策中所起的作用。具体而言,我们将"由于不确定性而没有做出接种或不接种决定"的情况认定为"尚未做出决定"的状态。因此,我们引入了3个置信变量来表示一个人可能做出的决策,即接种疫苗、不接种疫苗、或尚未决定。

- 在此基础之上,我们进一步将如下事实纳入模型的考虑之中:对于个人来说,是否接种疫苗很大程度上取决于他/她主观意愿上对于疫苗可靠性的判断。此外,大众对于疾病严重性和疫苗安全性的认识可能会在人与人之间进行传播(这有些类似于疾病本身的传播),这也将极大地影响大家对于疫苗接种的意愿。

- 为了对以上所说的认识传播进行模拟,我们利用各种现实世界的在线社交网络来刻画人与人之间社交关系的结构。在此基础之上,我们对Dempster-Shafer理论(Dempster-Shafer theory,DST)进行扩展,并结合每个人从其社交圈(socially interconnected neighbors)所获得的信息,以计算建模的方式分析每个人对于疫苗的信心将如何在社交网络上进行传播、演变,以及最终关于疫苗接种的决策。

通过对2009年H1N1流感在香港流行的一系列仿真,我们从3个方面研究了认识传播对个体疫苗接种决策的影响。首先,对于感染的严重

性和疫苗接种不良反应等能够引起公众关注的话题,我们用其报告率
(reporting rates)来表示话题的发生频率。随后,我们使用认识衰减
(awareness fading)系数对人与人之间的信息传播进行量化。最后,我们
考察了疾病再生数的影响,因为它可以反映流行病的严重程度。

　　通过观察仿真结果,我们得到如下结论:①报告率将决定接种疫苗
的人数以及接种疫苗的时间。②较高的认识衰减系数将大大降低个人
的疫苗接种意愿。③较大的疾病再生数将提高接种疫苗人员的比例(值
得注意的是,较大的疾病再生数同时也意味着更为严重的疾病暴发,进
而导致感染人数的上升)。

1.5　总结

　　在本书中,我们提出一种计算建模方法来评估和指导各类传染病防
控干预措施的部署与实施。后续章节将围绕以下相关主题来展开:

　　在第 2 章中,我们提出了一种普适性的框架,用来分析和刻画疾病在
异质宿主种群(heterogeneous host population)中的传播动态。该框架包含
了概念性描述、相关计算模型(computational models)和实际应用工具。
具体而言,我们首先介绍了仓室模型的概念,用以描述疾病在不同年龄
段人群中的传播。我们进而提出了一种计算方法来推断不同年龄段人
群的接触模式(contact patterns)。最后,我们根据疾病传播的实际情况
(real-world epidemic scenario)对模型进行参数设定及验证,为我们进一步
讨论疫苗分配和个人疫苗接种意愿奠定基础。

　　在第 3 章中,我们提出了一种判断接种优先级的方法来确定疫苗分
配的目标人群,目的是最有效地减少疾病传播。我们将进行一系列基于
仿真的实验(simulation-based experiments),用以评估这种分配方法在改
善疾病干预效果方面的性能。

　　在第 4 章中,我们从个人博弈的角度研究了疫苗接种的决策问题。
具体而言,本章展示了如何对以下过程进行建模:在面对自愿性疫苗接
种计划时,每个人将如何进行(是否接种疫苗的)决策? 我们使用计算建
模方法从个人社会关系的角度对疫苗接种的成本和收益进行博弈论分
析(game-theoretic analysis)。在此博弈论模型(game-theoretic model)的基
础之上,我们通过一系列有关自愿接种的仿真实验对疫苗接种的覆盖率
进行了评测。

　　在第 5 章中,我们扩展了上述决策模型(decision model),进一步考虑
了社会群体对于个人疫苗接种决策的影响。在该扩展决策模型(extend-
ed decision model)中,我们利用 SIT 从个体社会关系的角度进一步刻画了
社会群体的影响。基于这种综合决策模型(integrated decision model),我
们进行了一系列关于自愿性疫苗接种的仿真实验,以此来计算疫苗接种
覆盖率,从而对社会群体(给个人疫苗接种决策)所带来的影响进行量化

评估。

在第 6 章中,我们分析了认知传播给疫苗接种决策带来的影响,并对自愿性疫苗接种进行了更全面的研究。为此,我们提出了一个基于置信度的决策模型。在该模型中,个人的决策会受到他/她对疫苗接种的主观认识的影响。我们使用了 DST 并对其进行扩展,用以刻画人们对于疫苗信任程度的变化以及对于疫苗接种决策的变化。我们通过基于仿真的实验分析了疫苗管理与疾病传播的动态过程,从而评估人们对于疾病以及疫苗的认识在社交媒体上的传播给决策过程所带来的影响。

在第 7 章中,我们为传染病流行病学提供了一种崭新的方法论范式,即系统流行病学的框架。我们首先介绍了如何从系统论的角度对问题进行思考,以及其基本要素,这对于全面观察、了解并解决复杂的流行病学问题至关重要。在此基础之上,我们进一步提供了基于系统论进行建模的原理以及四步法,为深入的研究系统流行病学打下坚实的基础。

最后,我们在本书的文献部分提供了详细的参考文献列表,以供读者进一步阅读与研究。

1.6　思考题

课后简答题

（1）简述流行病学分析方法在不同发展阶段的特征:经验观察法、实验法、统计分析法,计算建模法和系统分析法。

（2）简述计算流行病学模型分析法与流行病学统计分析法的区别和联系。

（3）简述系统流行病学分析方法的特征。

研究思考题

（4）仓室模型是刻画传染病传播动态过程的主要建模方法之一。传统的仓室模型根据人群的感染状态将人群分成不同的子群,通过微分方程组刻画每个子群随时间的动态变化。经典仓室模型包括 SIS、SIR、SEIR、SEIS 模型等。其中著名的 SIR 模型是 Kermack 与 McKendrick 在研究伦敦黑死病和孟买瘟疫时提出的。你能写出这些数学模型的具体表达式吗? 你知道这些模型中各个参数的物理含义吗? 如何仿真和推演上述仓室模型的传播过程?

（5）传染病模型主要有两种形式:随机模型与确定性模型。确定性模型是指不包含任何随机成分的模型。对于确定性模型,只要模型参数和初始值确定,那么其输出结果也将确定,而与实验次数无关。随机模型亦称"非确定的、概率的模型",是按随机变量建立的模型。请通过查阅资料,比较两种模型之间的区别与联系。

（6）在流行病学中,基本再生数是指在没有外力介入,同时所有人都没有免疫力的情况下,一个感染某种传染病的人,会把疾病传染给其他多少个人的平均数。基本再生数通常被写成为 R_0。R_0 的值愈大,代表流行病的控制愈难。在没有防疫的情况下,若 $R_0 < 1$,传染病将会逐渐消失。若 $R_0 > 1$,传染病将会以指数增长的方式扩散,成为流行病。你知道推导 R_0 有哪些方法吗?给定一个 SEIR 模型,如何计算它的 R_0?

场景应用题

(7)接种疫苗是防控传染病疫情的有效手段之一。针对不同类型的传染病,公共卫生部门会制订不同的疫苗政策。你知道哪些疫苗接种政策?疫苗接种和年龄有关吗?你知道人类历史上有哪些传染病是通过接种疫苗而消除的吗?

2 计算建模方法

　　流行病学研究和系统论之间存在许多相通之处,因此我们可以从系统论的角度重新审视流行病学中的问题。在系统论中,建模的目标是以数学或计算的方式来构建理解与分析问题的框架。这些框架对某些现实世界的观察进行数学抽象,同时具有表达与刻画现实世界的能力。在流行病学研究中,建模的本质涉及两个重要的方面:①建模:模型须由具体问题所引出(problem-driven conceptual modeling),即将流行病学领域的某些实际问题(real-world problems)转化为理论或计算领域的概念模型(conceptual models)。例如,一个面向人群的仓室模型(metapopulation-based compartmental model)可以用来描述疾病在不同年龄的宿主人群中的动态传播过程。②具化:模型须与现实数据相吻合(data-oriented real-world grounding),即通过对现实世界的观察以及所获取的真实数据,进行统计分析,对模型进行具化(即设置其具体参数,又称为参数化)。例如,不同年龄段宿主人群的接触模式对疾病传播的影响可以使用计算的方法从数据中推断得出。此外,我们还可以根据现实场景(例如2009 年 H1N1 流感在中国香港的大流行)对基于接触的模型进行参数化并验证。

　　在本章中,我们将介绍可以用来分析与刻画传染病传播的最基础的模型,即流行病模型和接触关系模型,并展示如何通过建模和刻画传染病传播动态来解决传染病流行病学中的一些问题[55]。

2.1　传染病动态建模

　　准确预测疾病的传播动态对于传染病防控起着至关重要的作用。数学建模和分析是刻画疾病在宿主人群中的传播和评估干预措施有效性的重要工具[56]。在这一节中,我们将从人与人之间的接触出发,探讨如何用数学方式刻画疾病的传播。我们将从以下两方面展开讨论:①数学模型中有关疾病传播的基本符号和概念;②能够刻画疾病动态过程的现有数学模型。

　　具有传染性的病原体通过宿主之间直接或间接的接触进行传播,进而导致传染病的扩散。在疾病流行期间,其传播动态由多个相关因素所决定,其中包括:①与疾病相关的生物学因素;②与疾病无关的行为因素[57]。与疾病相关的生物学因素指的是病原体(如病毒或细菌)的特征,例如病原体的生命周期、病原体在宿主体内的繁殖和发育的动态过程以及病原体的毒性和对药物治疗的敏感性。此外,生物学因素还包括宿主人群的生理状况,例如个体先天或后天形成的免疫力。另一方面,影响疾病传播但与疾病无关的行为因素包括宿主人群的人口和社会结构,例如年龄分布和不同年龄组人群之间的接触关系。何种接触能够引起疾病传播取决于病原体的特性及其传播途径。以类似流感的呼吸道疾病为例,聚会中人与人的接触(比如面对面交谈和握手)会导致疾病的传播[58]。

在传染病流行病学中,基本再生数(R_0)是一个重要指标。它被广泛用于评估疾病在人群中的传播能力。R_0 的定义是:在易感人群中,每个患者在其感染期内(平均)传染的继发病例人数[59,60]。通常来说,R_0 可以被用来判断传染病是否会在宿主人群中暴发。如果 R_0 大于1,疾病会暴发;R_0 小于1,则疾病传播将会自然消失。因此,对 R_0 的估算可以被用来预测疾病是否会暴发以及评估疾病控制措施的有效性。换言之,为了在宿主人群中预防疾病传播,所采取的疾病干预措施需确保 R_0 低于暴发阈值。

2.1.1 传染病模型

在传染病学研究中,利用数学建模对疾病传播进行分析是控制和预防传染病的重要方法。根据易感者被已患病者所感染的方式,不同的传染病模型(infectious disease models)对于疾病传播的动态给出形式化的定义,并用其对宿主人群的发病率和患病率进行定量描述。因此,建立传染病模型有助于揭示疾病传播的内在机制,并衡量疾病流行期间各种防控措施的效果。在下文中,我们将着眼于3种类型的模型,如图2-1所示。这些模型分别用于描述疾病在①全局群体层面(即将所有人看成一个群体),②个体层面(即将每个人当成一个独立个体),③局部群体层面(即将所有人划分成多个较小群体,例如不同年龄/区域的人群)上的传播过程。

全局群体模型(population-level models)

早期流行病模型(epidemic models),亦称为仓室模型,假设每个人(或个体)可以随机地与其他人进行接触(如图2-1a所示的均匀混合假设)[61,62]。在疾病传播的进程中,每个人属于一个特定的仓室。这些仓室包括:易感染但仍未感染的仓室(S,易感仓室),已感染但还不具有传染性的仓室(E,暴露仓室),已感染并已具有传染性的仓室(I,感染仓室),和已痊愈并具有免疫力的仓室(R,痊愈仓室)。基于前述均匀混合

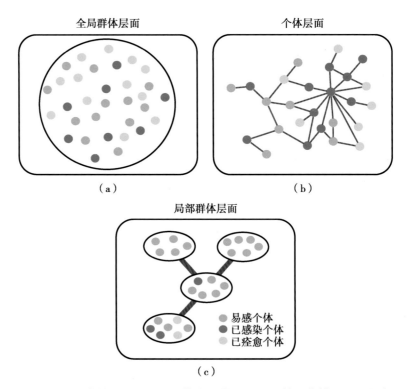

图 2-1   流行病模型:(a)全局群体仓室模型,(b)个体网络模型,(c)局部群体模型

假设,我们可以通过人群在以上不同仓室中的转移来对疾病传播动态进行建模。例如,最为经典的易感-传染-痊愈(susceptible-infectious-recovered,SIR)模型被广泛应用于描述季节性流感(seasonal influenza)和麻疹(measles)等疾病的传播过程[63,64]。

基于仓室模型的基本框架,研究者们已提出了该模型的许多变体。例如,易感-传染-易感(susceptible-infectious-susceptible,SIS)模型,被用于刻画已痊愈的个体被二次感染或重复感染的情况;易感-暴露-传染-痊愈(susceptible-exposed-infectious-recovered,SEIR)模型,被用于刻画个人已被感染但尚不具有传染性的重要感染阶段(即暴露状态 E)。除此之外,可以将 S,I 和 R 仓室进一步划分为几个子仓室以反映宿主人群的人口结构(比如年龄)[56]。因此,可以通过整合不同子人群(subpopulation,例如不同年龄段的人群)的传播参数(transmission parameters)来对疾病在不同子人群中的传播动态进行分析与刻画。

虽然仓室模型能够从整体层面对疾病在人群中的传播动态进行确定性的描述(deterministic description),但由于其假设人群中的所有个体(在接触模式等方面)都完全一致,因此忽略了现实中不同个体的差异性(或称为异质性)。鉴于此,研究者们进一步建立了从个体层面对疾病传播进行刻画的新模型。

个体模型(individual-level models)

考虑到个体间的差异性对疾病传播动态的影响,研究者们从个体层面建立了许多流行病模型(也称为网络模型,如图 2-1b 所示),用以刻画病原体的差异性、人与人的差异性,以及他们在宿主人群中相互作用、相互影响的差异性[65]。

在疾病流行期间,其传播主要取决于个体间的接触关系。个体间的接触模式(如接触频率、结构、方式等)对整体人群层面上的疾病动态影响极大。有别于全局群体模型中对人与人之间接触的无差异均匀混合假设(homo-mixing assumption),在现实中,人与人之间的接触模式不尽相同。而网络模型正是刻画与描述这种接触模式差异性的一种有效方式。在网络模型中,每个人(即个体)可以用网络中的一个节点来表示,而人与人之间的直接接触关系则可以用节点之间的连边来表示[66]。在一个接触网络中,每个节点的度(即连接到该节点的边的数量)反映了与此人直接接触的人数,而这些接触往往将导致疾病的传播[67]。

如前所述,仓室模型利用确定性的微分方程(differential equations)从整体层面来描述疾病在人群中的平均传播动态,但这一类模型不能充分地刻画宿主人群中个体的差异性所带来的影响。网络模型则可以通过构建差异性接触网络(heterogeneous contact network),从个体层面对疾病传播进行建模,从而克服这一缺陷。在网络模型中,疾病的传播被表示为一个随机渗流过程(stochastic percolation process)。意思是说,在接触网络中,每个个体以某种概率被他/她的邻居(即网络相连的节点)所感染[68],并且该概率可以通过与个体进行直接接触的人数来计算。换言之,在一个差异性接触网络中,与个体进行直接接触的人数决定了他/她被感染的相应概率,并因此进一步决定了网络中疾病传播的路径。

网络模型能够对个体层面的差异性进行建模,然而这一类模型仍然具有其局限性。举例来说,为了准确构建疾病传播的接触网络,我们必须事先了解每个人的详细特征以及他/她与其他人的接触关系。然而在实际应用中,即使是面对于数量很小的人群,提前掌握这些先验知识也十分困难。

到目前为止,现有研究已经能够通过统计的方法(即收集和分析某一固定时间段内某些地点/地区的个体接触活动的经验数据)对个体之间的接触关系进行表示[69]。这些研究可以提供关于个体接触关系的静态/固定描述(比如接触的对象、时间、地点、频率)。然而,这类方法存在如下局限性:①随着疾病种类的变化,引起其传播的接触类型也随之变化,因此很难用静态/固定的方式进行描述;②对于个体接触关系的静态/固定描述并不见得适用于所有人群;③个体间的实际接触关系可能会在传染病传播期间不断改变,导致对其静态/固定描述失效。

综上所述,以上个体模型的局限性主要在于缺乏对个体接触关系的精准描述,从而使得模型预测的准确性大打折扣。在接下来的小节中,我们将会介绍一种更为恰当的方法,即通过建立计算模型从社会人口统计数据中推断出个体间的接触关系。基于此,我们可以对疾病传播动态进行建模,进而为特定年龄段的人群制订相应的干预措施。

局部群体模型(metapopulation-level models)

如前所述,基于微分方程的仓室模型提供了对疾病传播动态的确定性描述,并且易于理解。但由于其假设人与人之间接触的无差异性,所以忽略了疾病传播在不同个体中所体现的差异性。与之相反,个体层面的接触网络模型考虑了宿主人群的差异性/异质性。然而在这类方法中,由随机过程所决定的疾病传播动态通常难以理解与掌握,且对模型的参数设置异常敏感。此外,如何构建符合真实情况的接触网络仍然是一个具有挑战性的难题。

为了填补全局群体层面的仓室模型和个体层面的网络模型之间的空缺,研究者们通过进一步考虑宿主人群的结构来改进传统的仓室模型,以此建立(可体现差异性的)局部群体模型(图 2-1c)[70,71]。这类模型根据个体的某些特征,例如年龄、职业和地理位置,将宿主人群细分为几个较小群体,并通过这种方式来体现宿主人群之间的差异性[72]。基于此,我们可以对疾病在各较小群体内部或之间的传播动态进行相应的刻画。

以上基于局部群体的建模方式有诸多好处。以按照年龄划分的人群为例,不同年龄段的人群在疾病传播与暴发中扮演的角色往往有所不同:儿童和老年人可能比年轻人更容易受到感染[73];学龄期学生可能更倾向于与年龄相近的人交往;成年人则大多在工作环境中与彼此进行接触[74]。我们只有对以上差异性有所了解,并在建模过程中对其进行精准地描述,才能够制订相应的干预措施,从而及时而有效的控制疾病的传播。

2.1.2　不同年龄段人群的疾病传播

最基本的仓室模型,也就是易感-传染-痊愈模型(简称 SIR 模型)是对疾病单次流行传播其动态的建模方法。值得注意的是,该模型并没有将出生和死亡的人口比例纳入建模范围[56]。在 SIR 模型中,每个仓室的人数(即易感人数、感染人数、痊愈人数)可由以下常微分方程组描述:

$$\frac{dS}{dt} = -\lambda S$$

$$\frac{dI}{dt} = \lambda S - \gamma I \tag{2.1}$$

$$\frac{dR}{dt} = \gamma I$$

其中 S、I 和 R 分别表示易感人数,感染人数和痊愈/免疫人数。参数 λ 表示感染率(infection rate),即易感人群中有多大比例的人在当前时间步长内感染疾病。参数 γ 表示痊愈率(recovery rate),即感染者痊愈并对该疾病免疫的概率。具体而言,λ 的大小由 3 个因素共同决定:

$$\lambda = \beta \cdot \frac{I}{N} \cdot \alpha \tag{2.2}$$

其中 α 表示感染者的传染性,β 表示未感染者的易感性,N 表示人群的总人口数。基于此,我们可以进一步算出疾病的基本再生数(R_0):

$$R_0 = \frac{\alpha \cdot \beta}{\gamma} \tag{2.3}$$

接下来,我们介绍一个基于特定年龄分组的仓室模型,它根据年龄将人群分为 n 个子群,即第 i 个年龄段的每个人都属于易感(S)、传染(I)和痊愈/免疫(R)这 3 个仓室之一。相应地,每个仓室中的人数分别由 S_i、I_i 和 R_i 表示。与前述经典 SIR 模型类似,这里我们也仅考虑了单个流通季节内的疾病传播,也就是说我们并不考虑出生和死亡的人口比例。因此,第 i 个年龄组的总人数是不变的,由 $N_i = S_i + I_i + R_i$ 表示。

基于上述表达,疾病在第 i 个年龄组中的传播过程可由以下微分方程组描述:

$$\frac{dS_i}{dt} = -\lambda_i S_i$$

$$\frac{dI_i}{dt} = \lambda_i S_i - \gamma_i I_i \tag{2.4}$$

$$\frac{dR_i}{dt} = \gamma_i I_i$$

其中 γ_i 表示该年龄组人群的痊愈率,它和疾病感染的持续时间相对应。λ_i 表示该年龄组人群的感染率,即易感人群中的人感染疾病的概率。对于每个时间步长,λ_i 可由下式计算:

$$\lambda_i = \mu \cdot \beta_i \cdot \sum_{j=1}^{n} \left(c_{ij} \cdot \alpha_j \cdot \frac{I_j}{N_j} \right) \tag{2.5}$$

其中 c_{ij} 用于描述两个不同年龄组别(第 i 组和第 j 组)中的人们之间的接触频率;α_j 用于度量第 j 个年龄组中人们的传染性,即一个具有传染性的人与其他易感人群中的人接触时的疾病传播概率;β_i 表示第 i 组中人的易感性,即易感人群中的人暴露于有感染者的环境下被感染的概率;μ 是所有年龄组的恒定疾病传播率,可以由疾病传播初期的 R_0 估算得出。

2.2 接触关系建模

如上文所述,想要准确预测疾病传播动态,了解人群中的接触关系至关重要,因为它决定了人群中疾病的传播路径。接下来,我们将对一些常用的接触模型进行研究。在众多和疾病传播相关的因素中,人与人之间的接触关系对确定疾病传播走向起着至关重要的作用。然而在实际的疾病传播过程中,如何对该接触关系进行准确而清晰地描述仍然是一个很大的挑战。如不能很好地解决该问题,我们对疾病传播进行预测的效率以及可靠性将大打折扣。为此,科学家们使用人与人之间接触频率/时长的数据对社交接触关系进行分析与刻画[75]。

在本节中,我们将对现有的一些研究进行回顾,这些研究通过刻画人们的接触模式对人群中的疾病传播进行了建模。根据收集信息方式的不同,我们将相关研究分成了以下两种:①经验方法:收集人群中真实的接触活动数据;②计算方法:从数据中推断/模拟人们的接触行为。

2.2.1　经验方法

经验方法通过收集人群中真实的接触活动数据来描述人们的接触模式,从而揭示人与人之间的疾病传播方式。正如 Keeling 所述[65],经验方法分为以下 3 种类型:

- **感染循迹**(infection tracing)

  感染循迹用于确定每个感染病例的疾病传播路径。通过感染循迹的方法,可以找到感染者是被谁传染,以及会传染哪些人。我们也可以通过感染循迹的方法来收集大多数感染病例的详细数据,并依此推测疾病传播路径。例如,Haydon 等根据 2001 年英国口蹄疫疫情数据构建了流行病树(epidemic trees)[76],而 Riley 等则在中国香港追踪了严重急性呼吸道综合征(SARS)大流行的病例[77]。不难看出,通过构建疾病传播的树状网络,我们可以准确地刻画疾病传播的时空模式(spatial and temporal patterns)。此外,我们还可以从收集的感染病例数据中直接估算一些流行病学参数(epidemiological parameters),如 R_0。因此,感染循迹这种基于个人的方法适用于规模相对较小的人群,用以提供快速和简单的疾病动态分析。

- **接触循迹**(contact tracing)

  与感染循迹不同,接触循迹专注于对特定感染者其所有接触关系的鉴别与分析。对于可能因为与这个人接触而被感染的人们来说,该方法强调寻找疾病传播的潜在途径。基于此,我们可以对接触网络中某些特定的人进行治疗或隔离,以防止疾病传播[78]。接触循迹已被应用于各种疾病,包括性传播疾病(sexually transmitted diseases,STDs)[79,80]和空气传播疾病[81,82]。值得一提的是,虽然感染循迹和接触循迹都可以用网络来表征疾病传播的潜在途径,但是它们仅仅关注到了感染者能直接接触到的人,因此这两类网络通常只能覆盖部分人群。

- **基于调查的研究**（survey-based studies）
  基于调查的研究一般会详细记录整个人群的接触活动。例如，Mossong 等收集了一些来自 8 个欧洲国家的个人日志，这些日志记录了个人日常接触的特征，包含其接触对象的年龄、性别、位置、持续时间、频率和肢体接触的发生情况[83]。Read 等详细记录并调查了一些成年人的偶然接触和近距离接触[84]。Hens 等在比利时进行了为期两天的人群调查，以挖掘流行病模型的社交接触模式[85]。这类基于调查的研究全面地描述了人们的接触模式，以提高流行病模型的准确性，并依此进行精准防控。

上述研究可以为真实世界的社交网络提供定量的描述，但对于流行病建模和防控来说，仍存在一些局限性。首先，导致疾病传播的接触会随着疾病种类的变化而变化，所以很难定义一种适用于不同疾病传播途径的接触网络。例如，流感是通过空气传播的，而艾滋病毒（HIV）主要通过性接触传播。其次，从整个人群中获取有关接触行为的详细数据是非常费时费力的。因此，从不同的人群中获取接触模式数据的做法有失败的可能。此外，基于调查的研究所获取的接触关系是静态的。事实上，人们的行为会随着疾病的传播和疾病干预措施的实施而发生较为显著的改变，而基于调查的方法并未将上述行为改变纳入考虑范围，因此在描述疾病传播的动态性方面有所欠缺。

2.2.2 计算方法

从上文可知，刻画疾病传播动态的一大挑战是难以获取足够的真实数据来表征人们的接触关系。在本节中，我们将讨论如何通过计算模型来应对这一挑战-因为计算模型能够刻画人们的接触关系及其对疾病传播的影响。

- **接触网络**（contact network）
  接触网络的本质是图（graph），图是节点（nodes）的集合，这些节点之间的连接关系称为链接（links）。每个链接表示其连接的节点之间的联系。接触网络可以被进一步划分为有向图和无向图。网络的方向性（directedness of a network）在流行病学上具有重要的作用，因为它可以表明传染病传播的路径或方向。

- **接触矩阵**（contact matrix）
  在一个具有 N 个节点的接触网络中，我们可以用邻接矩阵（adjacency matrix）C 来表示所有接触关系。如果网络中存在节点 i 和节点 j 之间的链接，则矩阵中的元素 $C_{ij}=1$，否则 $C_{ij}=0$。这样的矩阵 C 也称为接触矩阵，可以用于描述人们的接触关系，包括接触的种类或频率[52]。接触网络和接触矩阵都是用于表征人们接触关系的方法。需要注意的是,无向和有向的接触网络要分别使用对称和非对称的接触矩阵。

以上计算方法可以被用来辅助传染病建模。具体来讲,它们有助于将人口统计学特征和人们的社交特征融入接触网络的构建过程。例如,在对 STDs 接触网络的研究中,人们使用网络来刻画某些特殊的接触模式,如具有大量伴侣(partners)的枢纽角色[86,87]。Potterat 等通过分析 20 世纪 80—90 年代美国科罗拉多州斯普林斯市一些社区中人们的性接触和毒品接触记录,来描述 HIV 感染者的风险网络[88]。
在对通过空气传播的疾病进行建模时,人们生成的模拟接触网络通常被用来刻画所研究人群的人口统计学特征和社交(social)特征[89]。举例来说,Halloran 等在一个 2 000 人的社区中模拟了天花(smallpox)的随机传播过程,其中每个人都是根据人口年龄分布和家庭规模特征(可从普查数据中提取)生成[90]。Meyers 等则是通过温哥华市人们的社交环境生成接触网络来研究 SARS[91]。Eubank 等使用动态的二分图模拟了人们的肢体接触模式,这种接触模式是从人们在不同地区间的活动数据中提取的[92,93]。

2.3　案例研究

在本节中,我们研究了 2009 年中国香港的 H1N1 流感大流行。我们将讨论如何刻画不同年龄段的宿主人群(age-structured host population)中的异质接触关系。需要注意的是,在这种情况下,我们无法获得对人们接触关系的经验描述,所以需要用计算方法从社会人口统计学数据中推断不同年龄段人们的接触频率和结构。此外,我们进一步用这种接触的表征来帮助评估疾病传播的动态。在此过程中,我们使用了仓室模型,并用真实疫情数据校正了模型的参数。

2.3.1　H1N1 流感大流行

2009 年 5 月 1 日,中国香港确诊首例 H1N1 流感[也称为人类猪流感(human swine influenza,HSI)]输入性病例[94]。2009 年 6 月 10 日,香港确诊了首例与输入性病例无流行病学联系的本土 HSI 感染病例。截至 2010 年 9 月,确诊的 HSI 病例超过 36 000 例[95]。图 2-2a 展示了香港卫生防护中心[Centre for Health Protection(CHP)of Hong Kong]统计的 2009 年 5 月上旬疾病发作以来 200 天内每日新增的 H1N1 感染病例数量[96]。
图 2-2b 进一步展示了感染人群中不同年龄段的占比。在下文中,我们提出一种数据驱动的计算模型(data-driven computational model),

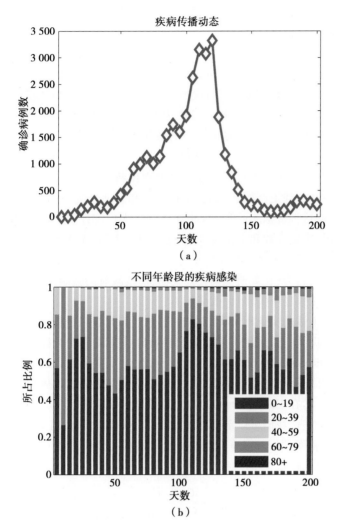

图 2-2　2009 年 H1N1 流感在中国香港大流行情况。香港卫生防护中心（CHP）自疾病发作以来两百天内报告的 H1N1 感染确诊病例。（a）每日新增病例数。（b）感染人群中不同年龄段占比

用于研究不同年龄段人群之间的疾病传播动态。

2.3.2　不同年龄段人群的接触矩阵

　　在本节中，我们将讨论如何基于人们在各种社交环境（例如学校、家庭、工作场所和一般社区）中的接触，并通过计算的方式，来刻画人们的社交接触模式。这些接触模式体现了人们更愿意或更可能和哪些人群接触。从这种模式出发，我们可以进一步研究如何遏制由社交接触所导致的疾病传播。这是我们将在下一章中讨论的议题，即如何通过在这些社交环境中强制管控人们的接触来控制疾病传播。

在本节中,我们首先考虑人群中的易感者通过与感染者进行社交接触而被感染的情况。显然,不同年龄段人群中的疾病传播次数取决于人们的接触频率。人们的接触关系可以由一个接触矩阵表示。此外,有研究表明,年龄在5~24岁之间的人们在接触矩阵中存在很强的对角线元素(表明较高的接触频率)[83];这种模式反映了该年龄段的人更倾向于在学校等地方与同龄人相接触。同时,接触矩阵中还会出现平行的次对角线,这主要代表发生在家庭环境中的成年人与儿童之间的接触,以及发生在工作场所的成年人之间的接触。

我们发现,人们的跨年龄接触会展现出特定的模式,这些模式与人们在某些社交环境(学校、家庭、工作场所和普通社区)中接触的可能性相对应,而这种接触的可能性又取决于社会人口统计学结构(年龄分布、入学情况、家庭人数和工作人口)。这些模式表明,疾病传播往往在某些典型的社交环境中通过社交接触发生。此外,人们的社交接触可能会因他们的自发行为(比如避免前往公共场所)或政府的强制性政策(比如学校停课和工作场所关闭)而改变。

基于上述的实证观察我们得出,通过计算方法来分析人口统计学结构可以帮助我们合理地推断出人们在特定社交环境下的接触模式(setting-specific contact patterns)。在此基础之上,我们可以通过结合不同接触模式,并配以相应的权重系数,从而估量疾病传播的整体社交接触模式,进而揭示在不同社交环境下人们的接触占比。

具体而言,我们可以定义和计算第 i 个和第 j 个年龄组中的两个人之间的接触频率,即 c_{ij},它等于两个年龄组之间的接触总数 $C_{ij}(=C_{ji})$ 除以其人口规模 N_i 和 N_j 的乘积:

$$c_{ij} = \frac{C_{ij}}{N_i N_j} = \frac{C_{ji}}{N_j N_i} = c_{ji} \tag{2.6}$$

值得注意的是,带有 c_{ij} 元素的矩阵 **C** 是整体接触矩阵,它描述了不同年龄段的人之间的接触频率。基于此定义,矩阵 **C** 是对称的,即 $c_{ij} = c_{ji}$。

接下来,我们计算不同年龄段的人们在各种社交环境中接触的概率,这里的人们指的是位于相同场所(家庭、学校、工作场所和一般社区)的人们。然后我们针对每种社交环境中人们的接触模式,一共可以得到4个矩阵,分别是:表示家庭环境中的接触矩阵 $\mathbf{C}^H$、表示学校环境中的接触矩阵 $\mathbf{C}^S$、表示工作环境中的接触矩阵 $\mathbf{C}^W$ 和代表社区环境中的接触矩阵 $\mathbf{C}^G$。在此基础之上,我们可以将这4种特定社交环境下的矩阵进行线性组合,从而计算出不同年龄段人们相互之间接触频率的整体矩阵:

$$\mathbf{C} = r^H \mathbf{C}^H + r^S \mathbf{C}^S + r^W \mathbf{C}^W + r^G \mathbf{C}^G \tag{2.7}$$

其中系数 r^H、r^S、r^W 和 r^G 分别表示在上述 4 种社交环境中人与人之间发生的有效接触占比,并且它们的总和为 1:

$$r^H+r^S+r^W+r^G = 1 \qquad (2.8)$$

如图 2-3 所示,我们通过计算人们在不同社交环境中相互接触的概率,从现有的中国香港人口普查数据中推断出人们在不同社交环境下的接触模式[97],最终生成了不同环境下的接触模式矩阵。

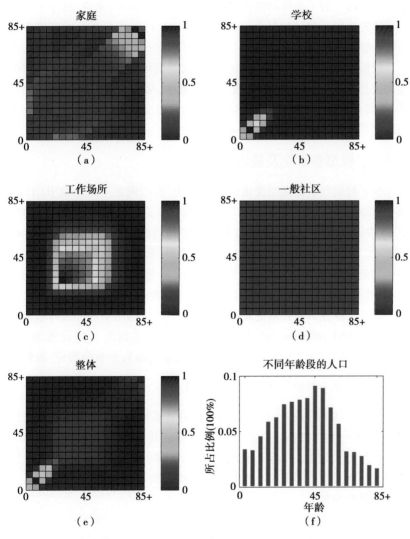

图 2-3 由中国香港人口普查数据所推断出的社交接触模式。我们将 0 至 85 岁及以上人群分为 18 个年龄段。根据人们在 4 种社交环境中接触的概率生成对应的 4 个接触矩阵:家庭(C^H)、学校(C^S)、工作场所(C^W)和一般社区(C^G)。然后将这 4 个矩阵进行线性组合以计算出整体的接触矩阵。每个矩阵的线性加权系数表示在其对应社交环境中人们发生有效接触的占比

　　具体而言,图 2-3a 描述了家庭环境中的接触模式,其中主对角线和两条次对角线对应于家庭内部父母和孩子之间的接触。图 2-3b 展示了学校环境中的接触模式,其中 20 岁以下个人间的强对角线元素表明学生更倾向于与同龄人接触。图 2-3c 展示了工作场所中的接触模式。相比于其他年龄段人群之间的接触,20 至 65 岁的人们与不同年龄段的人之间接触更为频繁。图 2-3d 给出了人们在一般社区中彼此随机接触的模式。在计算中,我们对这 4 个矩阵中的元素做了归一化处理以确保其接触总数相等。对于最终的整体接触矩阵(参见图 2-3e)来说,其中 4 种不同环境矩阵的系数,即 $r^\Phi(\Phi \in \{H, S, W, G\})$,可以用各个社交环境中发生疾病感染的比例来估计。

　　根据每个年龄段的人口数(图 2-3f),我们可以看出 H1N1 流感在香港大流行期间,有 31% 的感染发生在家庭中,从而 $r^H = 0.31$[98]。除此之外,我们认为其他 3 个接触矩阵的系数均与相应社交环境的经验估计值相同[99,100],即:$r^S = 0.24, r^W = 0.16, r^G = 0.29$。

2.3.3　模型参数化及验证

　　为了检验我们前面所提出的计算方法,我们现在重新审视 H1N1 流感在香港大流行的现实情况[101,102]。根据香港的人口普查数据,我们将 0 至 85 岁以上的宿主人群划分为 18 个年龄段以挖掘不同年龄段人群的接触模式。除此之外,在疾病传播的初始阶段,我们根据文献对疾病基本再生数进行估值:$R_0 = 1.5$[103]。我们认为传染性 α 对于所有年龄段的人群都相同,为 1.0。对于 20 岁以下的个体,我们认为其易感性 β 约为 2.6,即该人群比其他人群更易感。关于 H1N1 流感感染的持续时长(duration of H1N1 influenza infection),我们依据相关研究将其设置为 3.2 天[104]。因此,基于人们从疾病中恢复的概率为指数分布的假设,我们进一步将恢复率 γ 校准为 $0.312\left(\text{即}\dfrac{1}{3.2\text{ 天}}\right)$。

　　基于上述参数设置,我们将模型预测结果与真实数据(每日新增病例和不同年龄组的感染率)进行比较,来验证我们的流行病模型,如图 2-4 所示。我们使用了香港卫生防护中心自 2009 年 5 月上旬疾病暴发以来的头 200 天报告的 H1N1 感染每日确诊病例数据,并将该数据按 5 个年龄组进行划分。

　　实验结果表明,每日新增病例数在疾病暴发后约 120 天时达到峰值,如图 2-4a 所示,其中 0 至 19 岁的年轻人和学龄儿童占感染病例的较大部分,而成年人感染所占的比例相对较小,如图 2-4b 所示。

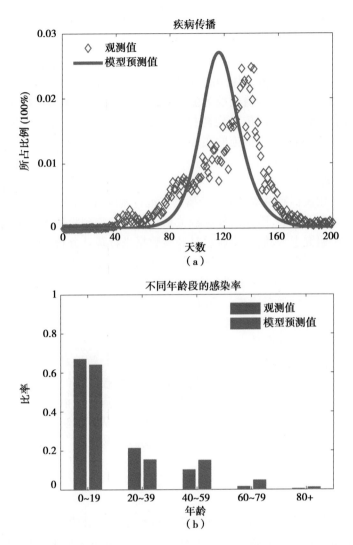

图 2-4 疾病传播动态。我们根据 H1N1 流感在香港大流行的真实数据校准了传染病模型参数。(a)以每日新增病例数量占总感染病例数量的比例来表示疾病传播动态。(b)按年龄段划分的疾病感染率的观测值和模型预测值对比

2.4 补充说明

　　传染病防控措施的有效性在很大程度上取决于对疾病暴发的时间、地点以及涉及人群的准确预测;而这些空间上、时间上以及人口统计相关的疾病传播模式往往取决于病原体的生物学特性,即传染性和可传播性(transmissibility),以及宿主人群的人口统计学特征和社交特征,即人们的易感性和他们之间的接触关系。鉴于此,公共卫生部门的研究人员越来越多地采用数学模型来刻画疾病传播动态和评估所采用的干预措

施其有效性。

以仓室模型为例,此类模型使用微分方程将人群间的疾病传播过程描述为不同仓室(即易感、传染和痊愈人群)之间的人数转化过程。另一类模型,社交网络模型,则使用网络结构(network structure)表示人们的接触关系,然后将疾病传播建模为随机渗流过程。此外,流行病模型可以通过计算方法来模拟传染病防控措施的实施,例如抗病毒药物的发放[105]、病例隔离/检疫措施的实施[106]、疫苗接种计划的实施[107]以及对学校和工作场所的关闭[108],并进一步评估上述方法(在控制疾病传播中)的有效性。

在使用流行病模型对疾病传播动态进行刻画时,对人们接触关系的准确描述至关重要,因为这种接触关系会直接影响到疾病的传播途径。在先前的研究中,人们主要通过对经验数据进行统计分析,从而刻画这种接触关系,例如分析人们在固定时间段内会在哪些地方/地区进行接触活动[109]。再比如,基于调查的研究可能会针对人们的接触模式对疾病传播途径进行静态描述。然而,这类模型没有将人们的行为改变(由疾病传播或干预措施所引起)考虑在内[110]。而事实上,这种动态性对于刻画疾病传播十分重要。

在现实世界中,我们往往难以收集足够的实时数据对整个疾病流行期间人们的行为变化进行完整的刻画,这也给疾控工作的精准性与有效性带来了挑战。为了解决这一问题,我们借助计算方法来分析人与人之间的社交特征、人口统计学特征、以及行为特征,从而推断出人们的接触模式,并依此进一步评估这些模式对疾病动态的影响。

2.5 总结

在本章中,我们介绍了许多关键性的概念和计算模型,这些概念和模型都对研究传染病传播至关重要,并且充分考虑了宿主人群的差异性/异质性。在此过程中,我们通过不同年龄段人群的易感性、传染性以及他们之间的接触频率来体现这种差异性/异质性。此外,我们还开发了一个有针对性的仓室模型,用以描述由不同年龄段的人所组成的宿主人群中类流感疾病(influenza-like disease)的传播动态。

为了刻画人们的接触关系,我们将与疾病传播相关的接触分在 4 类特定社交环境中进行考虑:学校,家庭,工作场所和社区。相应地,它们的接触矩阵系数代表了在该社交环境中发生接触的比例。我们使用计算方法,根据社会人口统计学数据计算出了人们在各种环境下的接触矩阵。

为了评估所开发的计算方法其有效性,我们基于 2009 年 H1N1 流感在香港的疫情数据进行了模拟实验。结果表明,在疫情期间,人们的接触模式的确展现了明确的年龄相关性,从而验证了我们模型的合理性。

基于上述分析,我们进一步比对了每日新增感染病例和不同年龄的感染率的模型预测值和实际观察值,从而验证了我们的流行病模型在疾病传播动态预测上的准确性,这为我们在后续章节中深入研究疫苗接种计划奠定了基础。

2.6 思考题

课后简答题

（1）针对传染病的不同传播路径（如媒介生物传播或食源性传播），如何构建传播动态过程仓室模型及其基本再生数（R_0）的计算公式？

（2）如何将传播动态过程仓室模型拓展至传染病的空间分布结构？

（3）对于突发新发传染病,初期无法获得传播模型关键参数赋值时,应采用何种分析方法解决模型赋值问题？

研究思考题

（4）第 2 章中公式（2.4）刻画了基于年龄结构的 SIR 模型。给定不同年龄组之间的接触模式 C,如何用计算机模型对疫情趋势进行模拟？如何推算该模型的 R_0？

（5）假设已知一个城市内不同区域人口的年龄分布,如何进一步利用不同区域间的通勤数据构建基于年龄结构的时空传播模型？思考一下,还有哪些角度可以构建 Metapopulation-Level 模型？

（6）复杂网络是近年来的热门研究领域,其中关于动态传播过程的研究也吸引了大量学者开展研究,而其中复杂网络中病毒传播是一种主要的动态传播行为。随机模型是模拟传染病在复杂网络上传播的主要手段。请查阅文献,总结出 3 种复杂网络上的病毒传播模拟方法。

（7）除了人口统计学特征,人口移动（包括短、中、长距离以及短期旅行和长期迁徙）也是影响传染病疫情时空扩散的主要原因之一。请思考,通过哪些方法可以获取和分析人口移动的特征。请通过文献检索,概述人口移动对传染病时空传播影响的研究进展。

场景应用题

（8）试讨论:除了 H1N1 流感在香港的疫情,本章描述的基于年龄结构的传播模型还能用于刻画哪些传染病的传播过程？

（9）请仿照书中所讨论的流感案例研究,将该章所述方法运用于分析新冠肺炎疫情中基于年龄结构的传播模式,并比较两种场景中传播模式的异同。

3 疫苗接种优化

众所周知,控制传染病最有效的策略之一是接种疫苗。然而,公共卫生部门面临的一个关键问题是如何合理分配数量有限的可用疫苗,从而最有效地遏制疫情的蔓延。这与以下问题密切相关:如何发现最为易感的年龄段人群,并优先为其接种疫苗? 如果能够正确回答该问题,我们将在与传染病作斗争时处于有利地位。

在本章中,我们将集中讨论以上问题。基于上一章所提出的基于年龄段的传染病仓室模型,我们将进一步讨论一种计算方法。该方法可以用于鉴别易感人群,并确定它们的优先排序,从而更有效地分配疫苗[55]。在本章的最后,我们通过一系列模拟实验,验证了模型在不同的疾病流行情况和干预策略下的疫苗分配策略其有效性。

3.1 疫苗接种

长期以来,疫苗接种被认为是防控传染病最有效的方法之一。在本节中,我们将回顾有关疫苗接种的基本概念和现有方法。具体而言,我们将从"达到群体免疫效果"的角度讨论疫苗接种背后的核心思想。与此同时,我们还将对现有的疫苗接种策略进行回顾。

3.1.1 群体免疫

通常来说,疫苗接种的效果可以从两方面来进行判断:①疫苗接种能够多大程度上对接种人群产生直接免疫效果;②疫苗接种能够多大程度上遏制疾病传播,从而间接保护未接种疫苗的人群免于感染。为了讨论疫苗有效性,我们将进一步介绍现有研究中经常提到的"群体免疫"的概念。在不同的文献中,"群体免疫"的含义略有不同。在本书中,我们采用 John 等[111]给出的定义,即群体免疫是指"在给定群体中具有免疫力的人占比多少",这种免疫力可能是感染后自然痊愈获得的,也有可能是因接种疫苗而获得的,亦或两者兼有。从本质上说,群体免疫是指人群中能够抵抗疾病的免疫者占比。由于群体免疫的存在,我们无需为所有人接种疫苗。易感人群的规模减小了,疾病从感染人群传播到易感人群的概率自然也会减小了。综上所述,这种疫苗接种者的免疫效果对未接种者群体产生的间接保护通常被人们称为群体免疫效应,如图3-1所示。

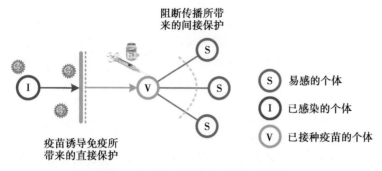

图3-1 疫苗接种带来的群体免疫效应

接下来,我们将介绍群体免疫阈值的概念。具体来讲,我们必须使得整体人群中的某一部分关键人群具有免疫能力,这样才能起到预防疾病传播的效果。关于群体免疫阈值的研究主要集中于如何确定预防疾病暴发所需的最小整体疫苗接种覆盖率。需要注意的是,在流行病学中,若要成功预防疾病暴发,需要每个感染者引起继发病例的平均数量小于1,这相当于使疾病基本再生数(R_0)<1.0(请参见第2.1.1节)。从这方面来理解的话,群体免疫阈值也就是可以使得 $R_0 = 1.0$ 的疫苗接种覆盖率。一个标准 SIR 模型假设人群中的接触是均匀且随机的,那么对于随机疫苗接种(假设疫苗的有效性为100%)而言,群体免疫阈值 θ 可以如下式表示:

$$\theta = 1 - \frac{1}{R_0} \tag{3.1}$$

从上式我们不难看出,群体免疫阈值可以用于检验疫苗接种计划对疾病控制的有效性,即可以用来评估人群中整体疫苗接种覆盖率的水平。

3.1.2 疫苗分配策略

如前文所述,人群的整体疫苗接种覆盖率对疫苗接种计划的有效性起着至关重要的作用。尤其是在传染病暴发初期,大多数疫苗供应数量十分有限,我们很难保证及时且充足的疫苗接种量。在这种情况下,公共卫生部门需要考虑如何分配有限数量的可用疫苗,以达到最佳的疾控效果。

在疫苗供应有限的情况下,不同国家的公共卫生部门可能会采取不同的疫苗优先接种计划。WHO 一般建议提供一线卫生服务的人员(essential service providers)和具有高死亡风险和严重并发症风险的人群优先接种疫苗来进行免疫[37]。除了一线工作者和高风险人群之外,易感人群中另一个需要重点关注的对象是具有很大人口规模的健康成年人和儿童[112-114]。此外,有研究进一步表明,在普通易感人群中,采取有效策略接种疫苗可以建立群体层面的免疫(population-level herd immunity),这样就能够直接起到遏制疾病传播的作用[115,116]。因此,我们将重点关注针对普通易感人群的疫苗分配策略。

关于疫苗分配建模的早期研究通常使用数学优化方法,旨在优化控制疾病传播的预期结果。在这种情况下,疫苗分配的效果取决于衡量指标和代间隔。例如,一些研究人员建议应将疫苗优先分配给高风险人群,从而降低流感的发病率和死亡率[117,118]。同时,也有其他研究人员指出,通过将疫苗剂量分配给更易传播疾病的人群(例如学校的儿童),可以更有效地减少疾病传播[119,120]。

对于疾病传播的不同阶段而言,其相应的疫苗接种最佳方案可能会不尽相同。现有研究中,Medlock 等指出最佳疫苗分配策略应考虑疾病传播动态和疫苗可用性[121]。Matrajt 等则认为,最佳的疫苗分配策略(例如接种率达到 25%)可能需要在疾病暴发高峰期在不同群体(如传播者与易感者)间切换疫苗优先级[122]。Myliusa 等[123]和 Bansal[124]等也报告了关于在不同阶段进行疫苗接种的相似结果。

上文中提到的现有方法都采用了固定的目标函数进行优化,并针对给定时间段计算出最佳策略。为了使其更加行之有效,这些方法往往会设置一些假设。具体而言,他们会假设人们能够对疾病动态做出准确的预测,并且预先知道可用疫苗的数量(需设置约束条件)和疫苗投入使用的时间(需确定优化时间段)。然而在实际应用中,这种假设显然太过于理想,尤其在疾病暴发初期,我们通常对它的传染性了解十分有限。此外,我们还可能对疫苗供应的具体数量和时间并不知情。以上问题将会降低这些基于优化的方法在实际应用中的可行性。

一些关于疫苗分配的近期研究将重心从对未来的预测转向了对疾病传播的刻画。值得重视的是,这些研究所提出的方法可以根据疾病传播的动态自适应地调整疫苗分配策略,例如,从监测数据中得到的随时间变化并按年龄段划分的感染率[125],住院率和死亡率[126]。这些研究已经有效地解决了流行病暴发初期其模型参数难以获取的问题。此外,一些其他的代理指标(proxy indicators)也可用于确定疫苗分配方案,例如特定人群的感染确诊率、住院率和死亡率等[127]。

到目前为止,我们回顾了现有研究中一些能有效提高人群整体疫苗覆盖率的关键概念和方法,这些概念和方法可以用于设计和评估疫苗接种方案。除此之外,我们还有另一个重要问题需要考虑:疫苗接种计划最终实际覆盖率可能会受到人们主观认识的影响。我们将在第 4~6 章对该问题进行详细的分析与讨论。

3.2 疫苗接种优先级

在现实世界中,疫苗的供应是有限的。一方面原因是可用疫苗数量不足以满足实际需求,另一方面,在疾病暴发初期,疫苗的研发和发放难免会有所延迟。因此,公共卫生部门关注的一个重要问题是:如何充分利用有限数量的可用疫苗来达到最好的疾控效果。例如,在美国,国家疫苗咨询委员会(NVAC)和免疫政策咨询委员会(ACIP)制订了疫苗接种策略设计原则,即尽量避免持续出现重症病例和死亡病例,同时最大限度地降低疫情对社会经济的影响[128]。据此,NVAC 和 ACIP 建议优先为疫苗接种工作人员、医疗保健工作人员、患病的老年人、以及 2 至 64 岁的健康人群进行接种[129]。

在本书中,我们研究疫苗分配的目的是最有效地遏制疾病在整个人群中的传播。在这种情况下,关键问题是如何确定每个年龄段的人群在疾病传播中的角色,以及其对应的疫苗分配优先级。也就是说,在这里,我们可以将"如何有效分配有限数量疫苗"这一挑战转换为如下科学问题:如何根据当下疾病传播的情况(例如不同地区的疾病发生率和患病率、人们接触关系的变化、可用疫苗的总数量及发布时间)来灵活调整针对各年龄段人群的疫苗分配策略,从而有效抑制疾病传播?

3.3 不同年龄段人群的干预优先级

2009 年 H1N1 流感在中国香港大流行期间,在第一例非输入性病例确诊并报告后,政府宣布立即关闭所有小学和幼儿园,同时将 6 个月至 6 岁的儿童列为疫苗接种的优先人群[130]。自然而然地,我们会想到一个相关问题:在疾病传播的过程中,我们如何科学地、系统地确定疾病干预措施(疫苗分配、减少接触或二者结合)在不同年龄段人群中的相对优先级?

我们的研究工作旨在提供一种对不同年龄段人群进行最佳优先级排序(optimal prioritization)从而控制疾病传播的方法,此处所说的优先级是针对分配疫苗和减少特定环境下的接触(setting-specific contact reduction)这两种干预措施。最后,我们通过计算疾病再生数的减弱程度来评估干预措施所起到的疾控效果。由此,我们就能确定应该优先接种疫苗的人群,从而最大限度地遏制疫情蔓延。

为了对该方法进行展示与验证,我们首先使用仓室模型来描述类流感疾病在不同年龄段人群中的传播动态。我们使用 2009 年 H1N1 流感在香港的疫情数据校准了模型参数。然后我们对不同年龄段人群进行了优先级排序。在此基础之上,我们进一步根据不同的干预措施进行了一系列模拟实验,以验证我们方法的有效性。

与现有基于优化的方法相比,我们的方法具有以下特点:

- 该策略利用了相关领域的先验知识,包括不同年龄段人群的易感性和传染性,每个年龄段人群的实时患病率和不同社交环境下人们跨年龄段的接触频率等。上述先验知识并不依赖于每个人具体的社会接触信息,也不依赖于他们自身因疫情所做出的行为改变,因此易于计算。

- 该策略旨在通过优化疫苗分配方案,从而最有效地遏制疾病传播。更关键的是,疫苗分配方案中的接种优先级可以根据疾病传播实况动态地进行适应性调整。也就是说,我们可以根据疾病传播和疫苗供应的最新进展灵活调整分配给不同年龄段人群的疫苗数量。

- 我们使用了疫苗接种和其他疾病干预措施相结合的方式,例如减少人们之间的接触。因此,在这种综合疾病干预的手段下,我们的方法可以提供更为准确和有效的疾控方案。

3.3.1 优先干预建模

从本节开始,我们将介绍如何基于流行病模型和计算方法来判断各个年龄段人群的(干预措施实施)相对优先级。

首先,我们使用向量 $\mathbf{I}(k) = [I_1(k), \cdots, I_N(k)]^T$ 来表示在第 k 代(比如第 k 周)疾病感染时,N 个年龄段中每个年龄段的感染人数。因此,我们可以将从第 k 代到第 $k+1$ 代的疾病传染动态表征如下:

$$\mathbf{I}(k+1) = \mathbf{KI}(k) \tag{3.2}$$

其中 $\mathbf{K}$ 是再生矩阵(reproduction matrix),也称为下一代矩阵(next generation matrix,NGM)[131]。

对于前面提到的 SIR 模型,它的再生矩阵可以表达为:

$$\mathbf{K} = (\mu\gamma^{-1})\mathbf{SBCA} \tag{3.3}$$

其中矩阵 $\mathbf{S}$ 是对角矩阵,其对角线上的元素 $S_1, S_2, \cdots, S_N$ 描述了每个年龄段的易感人数;矩阵 $\mathbf{B}$ 也是对角矩阵,其对角线上的元素 $\beta_1, \beta_2, \cdots, \beta_N$ 描述了不同年龄段人们的易感性;矩阵 $\mathbf{A}$ 亦是对角矩阵,其对角线上的元素 $\alpha_1, \alpha_2, \cdots, \alpha_N$ 描述了不同年龄段的被感染个体其传染性。矩阵 $\mathbf{C}$,也被称为接触矩阵(详见公式 2.7 和 2.3.2 节),描述了不同年龄段人群之间的接触频率。此外,在疾病传播过程中,易感人数将会随着时间不断减少,因此矩阵 $\mathbf{S}$ 和 $\mathbf{K}$ 都会随之变化。

在流行病学中,有效再生数(effective reproduction number,R_t)指在基本再生数(R_0)的基础上,考虑到防疫措施(如疫苗覆盖、社交隔离等)之后的结果。通过构造 NGM,R_t 可以通过再生矩阵 $\mathbf{K}$ 的最大特征值进行近似估计:

$$R_t = \rho(\mathbf{K}) \tag{3.4}$$

因为 $\mathbf{S}$、$\mathbf{B}$、$\mathbf{C}$、$\mathbf{A}$ 都是对称矩阵,R_t 可以由下式近似地计算:

$$R_t = x_1^T \mathbf{K} y_1 \tag{3.5}$$

其中 x_1 和 y_1 是再生矩阵 $\mathbf{K}$ 的左特征向量和右特征向量（对应的特征值为 R_t）。具体而言，我们对每个特征向量进行归一化处理，使得它们的元素都为正并且元素总和为 1。如 Wallinga 等提出的[106]，x_1 和 y_1 与每个年龄段中的新增感染人数 $\mathbf{I}$ 近似相关：

$$
\begin{aligned}
y_1 &\propto \mathbf{I} \\
x_1 &\propto \mathbf{S}^{-1}\mathbf{B}^{-1}\mathbf{A}\mathbf{I}
\end{aligned}
\tag{3.6}
$$

因此，我们可以参考患病率、易感人数和跨年龄段人群的接触频率来估计 R_t。在后续的小节中，我们将通过疫苗接种和管控人们的相互接触来对 R_t 进行调控，从而检验上述措施对疾控效果的影响。

3.3.2 疫苗接种的影响

如上一小节所述，我们可以基于与再生矩阵 $\mathbf{K}$ 相关的 R_t 来估计疾病传播动态。因此，可以根据 $d\mathbf{K}$ 计算 R_t 的变化量，即 dR_t：

$$
dR_t = x_1^T d\mathbf{K} y_1
\tag{3.7}
$$

由于接种疫苗后，易感人群就具有了免疫力，从而各年龄段易感人数也会相应减少。此时，R_t 减少量将会与下式成正比：

$$
dR_t \propto x_1^T (d\mathbf{S}) \mathbf{B}\mathbf{C}\mathbf{A} y_1
\tag{3.8}
$$

具体而言，我们针对第 i 个年龄段的易感人群实行疫苗接种的影响可以通过下式进行计算：

$$
\frac{dR_t}{dS_i} \propto x_1^T \left(\frac{d\mathbf{S}}{dS_i}\right) \mathbf{B}\mathbf{C}\mathbf{A} y_1
\tag{3.9}
$$

通过将每个矩阵中的元素组合在一起，我们得出一个指标，该指标可用于衡量第 i 个年龄段的易感人群接种过疫苗后，R_t 相应的边际减少量（marginal reduction）：

$$
\frac{dR_t}{dS_i} \propto \frac{\alpha_i}{\beta_i} \left(\frac{I_i}{S_i}\right)^2
\tag{3.10}
$$

由于缺乏关于疾病感染报告率（确诊病例与实际感染病例的比例）的相关信息，我们基于人群中的感染人数相对较少的假设，用人口规模 N_i 来近似估计易感群体规模 S_i。因此，我们可以按照下式对每个年龄段的人群进行优先级排序：

$$
\frac{dR_t}{dS_i} \propto \frac{\alpha_i}{\beta_i} \left(\frac{I_i}{N_i}\right)^2
\tag{3.11}
$$

至此，我们已经可以确定不同年龄段人群在疫苗分配方面的相对优先级，这其中考虑了不同年龄段人群的传染性、易感性、人数和患病率。

3.3.3   减少社交接触的效果

为了通过减少人群中的有效接触来遏制疾病传播,我们进一步研究了 R_t 因接触频率的减少($d\mathbf{C}$)所带来的变化(dR_t):

$$dR_t \propto x_1^T \mathbf{S}\mathbf{B}(d\mathbf{C})\mathbf{A}y_1 \tag{3.12}$$

此处,我们关注的重点是在上一章提及的 4 种不同社交环境(学校,家庭,工作场所和社区)中减少接触所带来的效果, $\psi \in \{H, S, W, G\}$:

$$\frac{dR_t}{dr^\psi} \propto x_1^T \mathbf{S}\mathbf{B}\mathbf{C}^\psi \mathbf{A}y_1 \tag{3.13}$$

基于各社交环境下的接触矩阵,我们可以计算在不同社交环境 ψ 中需要减少接触的不同人群其相对优先级:

$$\frac{dR_t}{dr^\psi} \propto \sum \left(\alpha_i I_i \sum (c_{ij}^\psi \alpha_j I_j) \right) \tag{3.14}$$

通过以上算式,我们在模型中考虑了不同年龄段人群的传染性、患病率和不同社交环境下的接触模式,从而得到了在不同社交环境中最需要进行接触管控的年龄段人群。

3.3.4   综合措施

接下来,我们将综合多种措施来实现更准确高效的疾病控制。具体来说,我们同时实施疫苗接种和管控人群接触的措施,并评估其效果。我们也估计了 R_t 的相应边际减少量, d^2R_t,它相当于同时对易感人群实施疫苗接种($d\mathbf{S}$)和管控社交接触($d\mathbf{C}$):

$$d^2R_t \propto x_1^T(d\mathbf{S})\mathbf{B}(d\mathbf{C})\mathbf{A}y_1 \tag{3.15}$$

以第 i 个年龄段的人们为例,我们选择他们优先接种疫苗并限制他们与其他年龄段人群的来往,实施这两种干预措施的效果可以用 R_t 的减少量来评估,如下式所示:

$$\frac{d^2R_t}{dS_i dr^\psi} \propto x_1^T \left(\frac{d\mathbf{S}}{dS_i}\right) \mathbf{B}\mathbf{C}^\psi \mathbf{A}y_1 \tag{3.16}$$

即:

$$\frac{d^2R_t}{dS_i dr^\psi} \propto \frac{\alpha_i}{S_i} \sum (c_{ij}^\psi \alpha_j I_j) \tag{3.17}$$

当同时实施上述两种干预措施时,我们可以通过评估它们的相互作用来确定不同年龄段人群和社交环境的相对优先级。也就是说,分配给每个年龄段的疫苗数量应与其相对优先级成正比,并且对具有最高优先级的人群进行进一步管控,减少其与他人的社交接触,从而达到有效遏制疾病传播的目的。

3.4 案例分析

在本节中,我们将模拟 2009 年 H1N1 流感在中国香港大流行的真实情况,通过衡量不同年龄段的人群疫苗接种的相对优先级,来说明我们模型的有效性。

3.4.1 HSI 疫苗接种计划

图 3-2 展示了 H1N1 流感在香港大流行期间,不同年龄段人群的每日报告病例数。相应地,图 3-3 展示了这些年龄段疫苗分配的相对优先次序。

对于疫苗接种来说,0 至 29 岁通常应该是优先级最高的年龄段。然而,对于每个特定年龄段来说,其优先级也会随着疾病传播的动态进程而发生改变。从我们实验的结果来看,在疾病刚刚出现的前 25 天,0 至 29 岁的人群是应该完成疫苗接种的重点人群。这也侧面体现了学生之间的频繁接触模式会加剧疫情。接下来,在第 50 天,我们可以观察到,0 至 9 岁和 20 至 29 岁的人们相对优先级增加,而 10 至 19 岁的人们优先级则有所降低。疾病感染人数在第 120 天附近达到了顶峰。此时,0 至 19 岁的人是应该接种疫苗的重点人群。这也和现实情况相符:在这一阶段,儿童和学生确实在新增感染病例中占很大比重(见图 3-2)。最后,在流行病快要消失的阶段,0 至 9 岁的儿童成为了疫苗接种优先级最高的年龄段。当然,在疾病暴发初期完成疫苗接种必然会比在其快要消失时接种更有效。

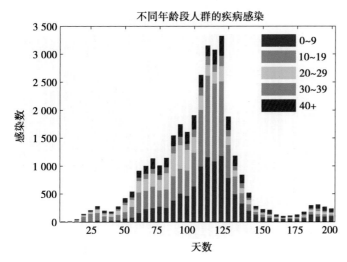

图 3-2 2009 年 H1N1 流感在中国香港大流行期间不同年龄段感染病例数量

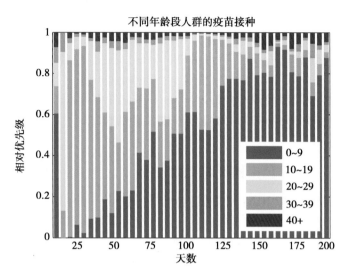

图 3-3   在疾病传播期间不同年龄段人群疫苗接种的相对优先级

　　如图 3-4 所示,管控学校内学生的相互接触对于遏制疫情蔓延来说至关重要。在疾病暴发初期和其快要消失时(分别在第 25 至 100 天和第 150 至 200 天),家庭和工作场所中的疾病传播占了相对较大的比重。而在第 120 天左右感染人数达到峰值时,上述比例会变得相对较小。如前文所述,在我们所考虑的 4 种社交环境中,病例发生在学校中的占比并不是最大的(学校环境病例数占比约为 24%,而家庭病例数占比约为 31%)。但从另一个角度看,学校中的病例会更容易波及整个易感人群。因此,在疾病暴发初期,学校应该通过停课以及消毒等措施来管控人们(可能传播病毒)的相互接触,直到疫情结束。

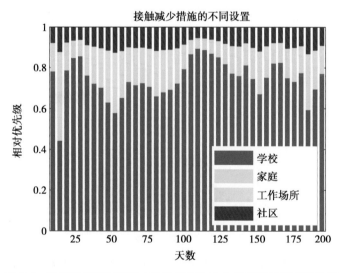

图 3-4   疾病传播期间管控 4 种社交环境中人们接触的相对优先级

　　图 3-5 进一步展示了同时实施疫苗分配和管控人们相互接触的措施时,不同年龄段和社交环境的相对优先级。一般情况下,对 0 至 19 岁的人群来说,开展疫苗接种和管控校内接触是遏制疫情蔓延最重要的措施。对于年龄较大的人,管控其在家庭、工作和一般社区环境中与人接触则更为重要。具体而言,如图 3-5a 所示,在疾病传播的第一天,管控 5 至 19 岁的学生在学校内与人接触以及组织他们接种疫苗是当务之急。在第 60 天,如图 3-5b 所示,15 至 19 岁的学生是疫苗接种优先级最高的目标人群,随后是 10 至 14 岁和 5 至 9 岁的学生。在这个时期,减少学校环境中的相互接触仍然是重中之重。当感染人数在 120 天左右达到峰值时,如图 3-5c 所示,5 至 9 岁和 10 至 14 岁年龄段的学生是疫苗接种优先级最高的目标人群。在疫情的最后阶段,即第 180 天,如图 3-5d 所示,对 0 至 14 岁的儿童进行疫苗接种显得更加重要。

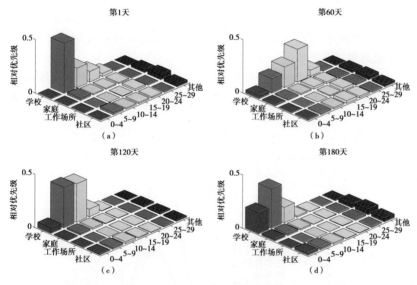

图 3-5　同时实施针对不同年龄段人群的疫苗接种和针对不同环境的社交管控这两个措施后,各个年龄段和社交环境的相对优先级

　　最后,我们比较了两种疾控策略,我们先是仅实施疫苗接种(图 3-3),然后再同时进行疫苗接种和社交管控(图 3-5)。我们可以观察到,如果仅进行疫苗接种而非同时实施两种措施,20 至 29 岁这一年龄段在疫苗接种上有更高的优先级。我们推测,这主要是由于上述两种干预措施之间的相互作用,从而使得管控学校环境中人们的社交接触可以防止或延迟疾病向其他年龄段的人群传播。

3.4.2　优先干预的效果

　　为了评估我们模型的表现,我们进一步开展了一系列模拟实验,用以观察在不同疫苗接种和社交管控策略下疫情的蔓延情况。H1N1 流感在香港大流行期间,当第一例本地病例于 2009 年 6 月 10 日确诊后,政府关闭了所有的小学、幼儿园和特殊学校;并于 2009 年 12 月 21 日启动了人类猪流感疫苗接种计划(HSIVP)。截至 2010 年 2 月上旬(疫苗可用后的 50 天),已有约 180 000 人接种疫苗,约占总人口的 2.5%。我们测试了各种干预措施(即人群中有 2.5% 的人接种疫苗和管控不同社交环境中的社交接触)下的疾病传播。其中干预措施统一被设置为在第 75 天开始实施。

从图 3-6 中我们可以看出,疫苗接种和管控社交接触这两种措施可以减弱疾病暴发高峰期的发病率。但如果仅仅只是管控社交接触,则会是截然不同的效果。从预防疫情暴发以及降低高峰期发病率的效果来看,在学校中管控人们的社交接触(蓝色实线)比在其他 3 种社交环境中实施效果更好。在家庭(红色实线)和工作场所(黄色实线)管控人们的社交接触其效果是很相似的,也均优于在一般社区(绿色实线)中管控人们的社交接触。这些实验结果也印证了我们先前考虑优先在学校环境中管控人们的社交接触的想法,即学校应为具有最高优先级的环境,其次是家庭和工作场所。

如果我们同时开展疫苗接种和管控社交接触,图 3-6 中的虚线展示了相应的结果。如果优先在学校中开展,疾病传播将逐渐趋于消除(蓝

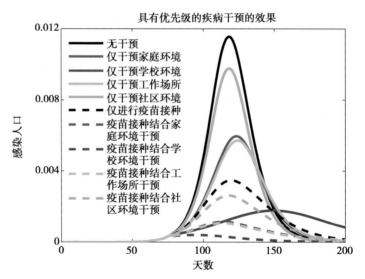

图 3-6 针对不同年龄段的疫苗接种和针对不同环境下的社交管控下的疾病动态。没有任何干预的疾病传播基准动态(黑色实线);仅在学校环境实施社交管控(蓝色实线),仅在家庭环境实施社交管控(红色实线),仅在工作场所实施社交管控(黄色实线),仅在一般社区环境实施社交管控(绿色实线);仅进行疫苗接种(黑色虚线);实行疫苗接种并在学校环境实施社交管控(蓝色虚线),实行疫苗接种并在家庭环境实施社交管控(红色虚线),实行疫苗接种并在工作场所实施社交管控(黄色虚线),实行疫苗接种并在一般社区环境实施社交管控(绿色虚线)

色虚线），其次在家庭和工作场所中开展的效果要比在一般社区中更好。一般情况下，综合两种措施的疾控效果都要比仅实施一种措施的效果要好。但这不是绝对的，也会存在特殊情况，例如，与在一般社区综合实施两种措施（绿色虚线）相比，仅在学校中进行社交管控（蓝色实线）后最终疾病暴发高峰期的患病率更低，可以使疾病暴发延迟一些时间。

3.5 补充说明

这里我们研究的两种疾病干预措施分别是：①针对不同年龄段人群的疫苗接种分配；②针对不同社交环境的社交管控。和先前用统计方法刻画人们之间接触关系的研究不同，在本章中，我们讨论了如何用计算方法将人们在4种特定环境中的社交接触进行分解，并推断出不同环境的接触矩阵，其中4种特定环境指学校、家庭、工作场所和一般社区。因此，社交管控这一措施可以被解释为我们降低了某种社交环境中人们之间的接触机会。此外，人们整体社交接触模式的改变可以被解释为人们在不同社交环境下和其他人接触的机会发生了改变。我们还通过研究再生数的变化来评估实施不同干预策略对最终疾控效果的影响。因此，我们可以基于再生数的边际效应来识别不同人群（在年龄段和社交环境方面）的优先级，这种边际效应是由易感人数和人们之间接触模式的改变而引起的。

在实验中，我们基于2009年H1N1流感在香港大流行的真实情况评估了我们的方法，然后进一步研究了：①对于疫苗接种分配来说，不同年龄段人群的相对优先级排序；以及②对于社交管控措施来说，不同社交环境的相对优先级排序。对于公共卫生部门来说，我们的研究可以为筹划和评估相关干预措施提供科学依据。首先，新增感染病例的年龄分布是始终可以通过实时流行病监测系统（如香港卫生防护中心的监测系统）获得的。接下来，不同社交环境中人们的接触模式也会很大程度上取决于社会人口统计学特征，这些特征则可以通过统计或计算方法从人口普查数据中获得。最后，我们指出，同时采取多种干预措施时，整体疾控效果更佳。

最后应当指出的是，我们方法的结果在一定程度上依赖于上述年龄分布的准确性。此外，一些其他潜在因素也可能会影响实验结果，例如病例报告率（可能因不同年龄段人们身体条件的差异而有所不同）和确诊病例所需时间（可能会存在疾病传播的延迟效应）。

3.6 总结

在本章中，我们针对如何为不同年龄段人群分配有限数量的疫苗这一问题提出了解决方案。为了实现这一目标，我们考虑了两种措施：

①疫苗接种（免疫不同年龄段人群中的易感者）；②社交管控（可减少人们在不同社交环境中的接触）。进而，我们提出了一种用于确定高优先级人群的优先级排序方法（prioritization method），此方法在我们综合开展上述两种措施时，起到了很好的疾控效果。此外，我们还考虑了使用再生数边际减少效应来计算各年龄段的优先级。最后，我们基于 2009 年香港的 H1N1 流感大流行开展了一系列模拟实验，展示并评估了我们方法所带来的疾控效果。

3.7 思考题

课后简答题

（1）对比通过人群感染后自然产生与疫苗接种后的免疫作用，哪种能够实现群体免疫，以及其相关成本代价如何评价？

（2）通过疫苗接种形成免疫后，可否解除社交距离管制等防控手段？

研究思考题

（3）接种疫苗能够降低感染率、重症率和病亡率。一方面，接种疫苗的人群越多，拥有免疫力的人就越多，这样就能够有效控制新冠病毒在人群中的传播，起到降低感染风险的作用。另一方面，随着感染风险的降低，未接种的个体会认为暂时不需要接种疫苗来增加保护力。假设个体接种疫苗的意愿 p 与感染风险 r 满足函数关系 $p=f(r)$。如何构建数学模型，刻画上述的动态过程？

（4）群体免疫阈值是指需要对某种传染病免疫的人口的百分比，这样没有免疫力的人就不太可能与受感染的人互动而被感染。假定疫苗 100% 有效，如何根据 SIR 模型推导群体免疫阈值与 R_0 的关系？如果疫苗的使用效果为 $x(0<x<1)$，结果如何？

场景应用题

（5）公共卫生部门在制订疫苗分发策略时，除了效用最优外，还应该考虑哪些因素？

（6）确定疫苗分配的优先级既是一个复杂的科学问题，也是一个严肃的社会问题。本章基于不同年龄组人群的接触模式介绍了按照年龄段进行疫苗分配的优先级策略。现实中，疫苗政策需要考虑职业、安全、公平等更复杂的因素。结合我国的新冠肺炎疫情，简要分析我国疫苗策略的主要考虑因素。

（7）试用本章中的方法分析某个具体城市的新冠肺炎疫苗分配策略。你能否提出更为科学有效的分配办法？请用数学模型量化分析佩戴口罩、隔离病患和疫苗接种覆盖率对疫情的影响。

4　疫苗接种决策——个体博弈

长期以来,公众普遍认为疫苗接种是控制传染病最有效的方法之一。但从另一方面来说,公众对疫苗安全性和有效性的态度也会极大程度地影响现实社会中的疫苗接种覆盖率。因此,对于公共卫生部门来说,如何实现更高的疫苗接种覆盖率仍然是一个很大的挑战,自愿疫苗接种计划则更甚。例如,MMR 疫苗在英国的接种率下降[132],其背后的原因在于,一项研究表明该疫苗可能会引发自闭症。尽管后续其他一些研究对这种观点提出了质疑,但公众仍然对 MMR 疫苗的安全性持怀疑态度。这使得疫苗接种量下降,进而导致麻疹暴发[132]。类似的例子还有很多,例如,公众对百日咳疫苗的安全性失去信心,使得许多国家对百日咳疫苗的引入量下降,随后导致一系列大规模百日咳疫情暴发[133]。

在接下来的 3 章(包括本章)中,我们会解释,当自愿接种疫苗计划开始实施时,人们如何做出(是否接种疫苗的)决定,以及是什么因素致使他们做出决定[53,54]。具体而言,我们将主要从以下 3 个方面进行讨论:

- **接种疫苗的风险和益处**

  一方面,接种疫苗会使人们体内产生抗体以达到免疫的效果。另一方面,人们也不得不面临接种疫苗可能会带来的不良反应,有时疫苗可能会导致严重的并发症。因此,出于以上两方面的考虑,人们的(疫苗接种)决策通常会与疫苗所带来的风险和益处有关。比如,人们在接种疫苗前会考虑,自身感染疾病的风险、疫苗安全性和有效性,以及接种疫苗或感染疾病所带来的社会经济代价(socio-economic costs)。例如疫苗接种的费用,感染疾病后的治疗费和误工费[134]等。

- **社会影响的作用**

  对于现实社会的公众而言,一个人的行为和想法往往容易受到身边其他人的影响,这就是我们所说的社会影响[135,136]。也就是说,对于是否自愿接种疫苗这件事,一个人的决定也可能会受到其他人决定的影响。这些影响可能会来自很多方面,例如,朋友或家人的推荐[137]、公共卫生专家的意见[138]以及同事的建议[139]。

• 个体的主观认识

对于刚刚研制出来用以预防新发传染病的疫苗来说,人们在权衡其接种的风险和益处时,难免对其相关背景知识的了解有一些匮乏。在这种情况下,疫苗接种决策取决于人们对疾病严重性和疫苗安全性的主观认知。具体而言,那些认为传染病危害更甚的人们会倾向于通过接种疫苗来寻求自我防护;与之相反,那些认为疫苗接种带来的不良影响更严重的人则会不太愿意接种疫苗。

4.1 决策的代价和收益

对于疫苗接种来说,影响人们决策的风险有两种:①未接种疫苗的人们感染疾病的风险;②接种疫苗的人们出现不良反应的风险。研究发现,担心被感染或认为自己易受感染的人更倾向于接种疫苗,反之亦然[140,141]。另一方面,当人们认为疾病将变成严重且旷日持久的大流行的时候,他们也有接种疫苗的意愿[142]。此外,有研究表明,对疫苗接种持积极态度并认为疫苗接种可以降低感染风险的人们有更强的接种动机[143,144]。相比之下,担心疫苗安全性和有效性的人们疫苗接种覆盖率较低[145,146]。

在现有的研究中,研究人员已经提出了一些数学模型来分析人们的接种决策,这些模型使用基于收益的方法来描述人们根据其对接种风险和收益的认知所做出的决策。Bauch 等通过研究群体免疫效应,将人们的接种决策定性为一种改良的少数者博弈(minority game)[147,148]。Reluga 等通过一种类似的方法将博弈论用以描述人们为了最大化其收益而做出的决策[149,150]。Cojocaru 对博弈论模型进行了扩展,用以对有差异性的人群进行建模[151]。Perisic 等进一步将人们的接触网络纳入疫苗接种的博弈分析[152,153]。与此同时,一些研究还综合考虑了社会学和心理学因素对人们疫苗接种决策的影响(如社会学习过程[154]和模仿行为(imitation behaviors)[155-157])。此外,有研究人员还探讨了人们对疾病的认识(如疾病流行的严重程度和接种疫苗的不良影响[158])和实际情况之间所存在的潜在差异以及不同的信息来源[159,160]所导致的信息不完整的问题(problem of incomplete information)。

4.2 疫苗接种决策的博弈论建模

如上节所述,博弈论是描述人们权衡利弊,并据此完成自愿接种决策的有力工具。也就是说,从个人角度来看,人们都不希望自己来承担接种疫苗的风险,而希望通过其他人接种疫苗产生的群体免疫力来保护自己。博弈论分析假设人们具有完全理性,能够通过调整自己是否接种疫苗的决策来最大化自身利益。如果将其应用到疫苗接种计划中,则体现为人们会通过权衡疾病传播以及疫苗的安全性和有效性所带来的利弊来调整自身接种疫苗的意愿。

与人们接种疫苗决策有关的代价有两类：①接种疫苗的代价（例如，疫苗不良反应的潜在风险或接种疫苗的费用）；②未接种疫苗的感染代价（如疾病并发症、治疗费用或误工费）。我们分别用 ξ 和 ζ 表示接种疫苗的代价和感染代价，$\hat{\lambda}_i$ 则用于表示个体 i 认为自己会被感染的风险（见第 2.1.2 节中 λ_i 的定义）。基于此，我们可以为个体 i 引入一种包含决策变量 σ_i 的代价函数，其表达式如下：

$$F_i(\sigma_i) = (1+\sigma_i) \cdot \xi + (1-\sigma_i) \cdot \hat{\lambda}_i \cdot \zeta \qquad (4.1)$$

其中 ξ 表示接种疫苗的相关代价，而 $\hat{\lambda}_i \cdot \zeta$ 则表示拒绝接种疫苗的相关代价。

接下来，为了不失一般性，我们令 $r_e = \xi/\zeta$ 表示 ξ 与 ζ 的比值。因此，我们可以进一步将代价函数 $F_i(\cdot)$ 表示如下：

$$F_i'(\sigma_i) = (1+\sigma_i) \cdot r_e + (1-\sigma_i) \cdot \hat{\lambda}_i \qquad (4.2)$$

如图 4-1 所示，我们假设人们基于对疾病严重性的认识（由疾病传播率 $\hat{\beta}$ 所反映）以及社交网络中邻居的疫苗接种决策（用 N_i^{vac} 和 N_i^{non} 分别表示决定接种疫苗和不接种疫苗的邻居数量）来估计自身感染疾病的风险。此外，我们假定接种疫苗的人将获得免疫，而未接种疫苗的人则可

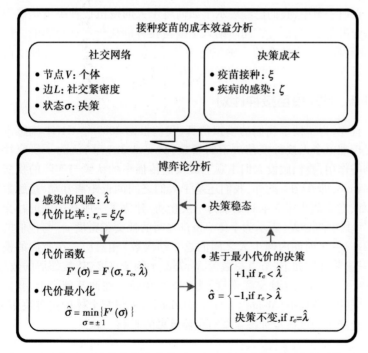

图 4-1 人们自愿接种疫苗的决策过程。一个社会联系紧密的群体可以通过将相关代价最小化来完成决策

能被感染,从而传播疾病。因此,人们认为自己会被感染的风险可以根据未接种疫苗的邻居比例来计算:

$$\hat{\lambda}_i = \hat{\beta} \cdot \left(\frac{N_i^{non}}{N_i^{vac} + N_i^{non}} \right) \tag{4.3}$$

根据上述公式,人们可以通过最小化公式4.2中的代价函数来得到最优选择。在我们的模型中,如果 $r_c < \hat{\lambda}_i$,人们将接受疫苗接种(即 $\sigma_i = 1$);反之,当 $r_c > \hat{\lambda}_i$ 时,人们会拒绝接种疫苗(即 $\sigma_i = -1$);还有第3种情况,如果 $r_c = \hat{\lambda}_i$,那么人们的决策将和上一步保持一致。因此,基于代价最小化原则,我们可以将个体 i 的选择 $\hat{\sigma}_i$ 表示成如下形式:

$$\hat{\sigma}_i = \begin{cases} +1, & if\ r_c < \hat{\lambda}_i \\ -1, & if\ r_c > \hat{\lambda}_i \\ 决策不变, & if\ r_c = \hat{\lambda}_i \end{cases} \tag{4.4}$$

如果所有人都遵循这一策略,那么不难想象,经过一定次数的迭代之后,所有人的决策将会达到稳态。也就是说,所有人都不会再改变自己的决策。

4.3 案例研究

在前一节中,我们已经展示了如何将个人的疫苗接种决策建模为一个综合决策过程,该过程同时纳入了疫苗接种的代价和社会影响。接下来,我们将以真实社会的流感疫情为例,探究个人完成自愿接种疫苗的决策过程,并研究其对疾病控制的潜在影响。

4.3.1 HSI 疫苗接种计划

首先,为了便于我们的模拟仿真,我们根据2009年H1N1流感流行情况校准了个人接种疫苗决策的参数(另见2.3.1节)。为了研究社会影响的作用,我们假设人们主观上对疾病传播率的认识与实际的疾病传播率相等,即 $\hat{\beta} = \beta$。此外,我们还基于人们之间的近距离互动/接触数据(例如,在距离小于3米时记录为一次互动)建立了一所高中内的社交网络[69],其中两个人(表示为个体 i 和 j)之间的社交紧密度 w_{ij} 与他们的交互频率(一天时间内两个人之间的总互动次数)相对应。在我们的模型中,其参数确定如下:节点总数为 $N = 788$,平均节点度(连接邻居的数量)为35,平均边权重(社交紧密度)为115个单位。在此基础之上,我们进行了蒙特卡罗模拟(Monte Carlo simulations),来研究个体的接种决策,以及由此产生的疫苗接种覆盖率对疾控效果的影响。

4.3.2 疫苗接种覆盖率

为了研究个人决策对疫苗接种覆盖率的影响,我们首先考虑每个人的疫苗接种决策,涉及 3 种情况:①$R_0 = 1.2$;②$R_0 = 1.6$;③$R_0 = 2.0$。图 4-2 展示了在不同 R_0 数值的情况下,控制并消除该流行病所需要达到的免疫接种阈值(另见 3.1.1 节)。

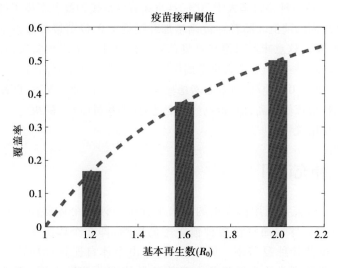

图 4-2 预防疾病暴发的疫苗接种阈值,考虑以下几种情况:①$R_0 = 1.2$;②$R_0 = 1.6$;③$R_0 = 2.0$

基于我们的决策模型,我们对疫苗接种动态进行了若干模拟实验来估计个体决策稳态下的疫苗接种覆盖率。如图 4-3 所示,我们研究了个体决策对疫苗接种覆盖率的影响,其中每个人都试图将他/她自身的代价最小化。疫苗接种水平由代价比率 r_c 和疾病传播的严重程度(即 R_0)

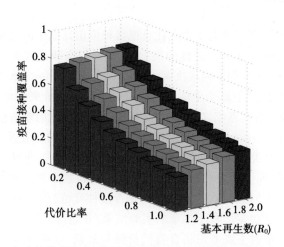

图 4-3 免疫接种率稳态下的个体决策。我们通过从 0 到 1.0 改变代价比率 r_c 的数值,来研究代价最小化策略对个人决策的影响,并通过由此产生的疫苗接种覆盖率来评估这种影响。考虑疾病的几种严重程度(R_0)为:①$R_0 = 1.2$;②$R_0 = 1.4$;③$R_0 = 1.6$;④$R_0 = 1.8$ 以及⑤$R_0 = 2.0$

所共同决定。模拟结果表明,疫苗接种代价(代价比率 r_c)从根本上决定了最终的疫苗接种覆盖率。也就是说,疫苗接种代价的增加会降低个人疫苗接种意愿(在个体决策稳态下)。另外,我们考虑到,当代价比率 $r_c =$ 0.1 时,疫苗接种覆盖率大于70%,这意味着疫苗接种覆盖率高于消除疾病传播所需的阈值。随着 r_c 逐渐增加并接近1.0,疫苗接种覆盖率逐渐下降到20%,这意味着自愿接种疫苗的比例可能不足以预防疾病暴发。在我们的模型中,当一个人察觉到疾病传播的严重性足够高时(即 R_0 从1.2增加到2.0),他/她将重新考虑感染风险。在这种情况下,即便接种疫苗的代价依然很高,他/她也会改变之前(不接种疫苗)的决定,而选择去完成疫苗接种。

4.4 补充说明

许多研究都运用博弈论的方法来分析与评估个体层面的疫苗接种决策对群体层面疫苗接种覆盖率的影响,即在个体决策稳态下所呈现的疫苗接种覆盖率。研究发现,经由个体自愿选择所产生的疫苗接种覆盖率将始终低于整个群体的最佳疫苗接种水平(即消除乃至根除疾病感染所需的疫苗接种阈值),例如现有研究中针对天花[47]、季节性流感[48]和H1N1的疫苗接种计划分析案例[161]。因此,我们不难看出,在现实社会中,个体的真实选择与模型中的完全理性选择有很大的偏差。

4.5 总结

在本章中,我们研究了个人在自愿接种疫苗计划中的决策。具体而言,我们首先假定个体是理性的决策者,即他们会通过权衡疾病感染和疫苗接种的相关利弊来完成决策。随后,我们提出了一个基于博弈论分析的决策模型,其中每个个体都会通过最小化其代价来做出他/她的疫苗接种决策。在此基础之上,我们对基于代价最小化的疫苗接种决策进行了深入研究。我们用社交网络来表示个体之间的相互关系,并开展了一系列针对类流感疾病的自愿疫苗接种模拟实验。通过评估自愿接种率,我们探究了个人代价最小化对其决策和整个群体疾控效果(疫苗接种覆盖率)的影响,其中,个人(是否接种疫苗)的选择由接种相对代价比率 r_c 所决定。基于本章的实验结果,我们得出结论:个人在进行疫苗接种决策时主要考虑将自身代价降至最低,这将导致疫苗接种覆盖率降低,从而对传染病的防控产生负面影响。从以上分析与结论中可以看到,我们的研究工作为评估自愿疫苗接种计划的有效性提供了一种方法。

4.6 思考题

课后简答题

（1）在群体自发疫苗接种的博弈论模型分析中,有哪些因素会影响纳什均衡的收敛点,分别对应真实世界中的哪些因素?

（2）请对比疫苗接种覆盖率的群体免疫阈值点与自发接种的纳什均衡点的含义。

（3）在传染病的流行和暴发过程中,博弈论中理性决策人的假设是否合理,应如何改进?

研究思考题

（4）博弈论是在个体行为对他人行为造成影响的相互依存式的战略情形下,研究决策是如何形成的理论。它的重要特点之一是合理选择策略,即决策者的偏好将被明确定义出来。本章提出的博弈分析模型综合考虑了感染风险和免疫成本。如果将该博弈模型运用到结构化的人群中(如第2章介绍的基于年龄结构的模型或者复杂网络模型),结果会如何呢?

（5）假如每个个体都知道群体免疫阈值,你能否尝试定义出相应的阈值博弈模型? 你还知道哪些博弈模型能用于刻画个体的自愿接种行为? 当个体对疫情风险的主观认识不同时,会对群体的疫苗接种状况有什么影响呢?

（6）讨论:假设每个个体都是理性和自私的,通过自愿接种能否实现最优的群体接种覆盖率呢?

场景应用题

（7）以新冠肺炎疫情为例,国家对疫苗接种的基本原则是"知情同意,自愿免费"。假设你正面临是否接种新冠肺炎疫苗的决定,哪些因素是你决定是否接种的因素? 分别列举3项接种疫苗的风险和益处。你的决策会受到你身边的朋友、亲人、同学的影响吗? 你做出决定后,会主动去影响你身边的朋友、亲人、同学吗? 你是通过哪些途径认识疫情的风险?

5 疫苗接种决策——群体行为

如前一章所述,人们在决定是否接种疫苗时,除了会衡量自身接种疫苗的代价和收益之外,也将受到他们的家庭成员、朋友或同事的决策或意见的影响,即来自社会群体的影响。为了更好地理解个人进行疫苗接种决策的过程,本章将在上一章的基础之上,进一步将社会群体的影响[53]纳入博弈与决策过程,进行综合分析。

5.1 疫苗接种决策所受到的社会影响

如图 5-1 所示,我们考虑某一群组中所有人员的疫苗接种决策。在此过程中,每个人除最小化自身代价之外,也会参考其他人决定(即我们所说的"社会影响"或"社会群体的影响")来完成自己的决策。通过观察他们之间的互动结构,我们不难发现,他们对彼此所造成的社会影响都不尽相同。此外,当人们和与自己做出类似决策的人互动时,他们会得到进一步的肯定;反之,他们可能会对自己原先的决策产生怀疑[162]。至此,我们指出,社会影响理论(SIT)是一种刻画人际关系与社会影响之间联系的计算方法[163]。

总体来看,SIT 描述了人们的决策受到社会影响后的变化过程。进一步讲,社会影响的强度是由其来源的特征决定的,这些特征包括:人们和身边其他人的亲近程度、他们决策的相似程度以及持有相似态度的人数等。因此,基于上一章所提出的模型框架,我们在本章中引入社会群体的影响来进一步完善博弈与决策过程。在这个模型中,我们将使用一个名为"从众"的概念来描述社会影响对人们疫苗接种决策的作用,即一个人在决定是否接种疫苗时,会有多大程度受到他人的影响。此外,我们沿用社交网络来描述人们的关系,网络中的个体节点与其邻居节点相互连接,并且他们之间的连边也能体现一个人与身边其他人之间不同的亲近程度。我们将用一种类流感疫情的数据和一个源于真实社会的社交网络来校准我们的模型参数。

经过一系列自愿接种的模拟实验,人们的决策逐渐达到稳态。随后,我们分别以疫苗接种覆盖率和疾病感染率来评估疫苗接种情况和疾控效

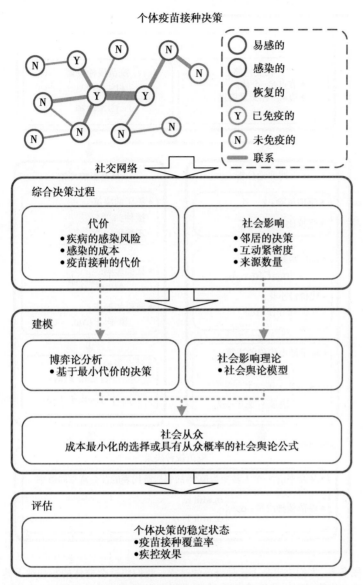

图 5-1 人们决定是否接种疫苗的过程。我们将社会群体的影响纳入博弈与决策过程,以便我们研究个人决策的稳态,以及探究社会影响对自愿接种计划的作用,从而制订更有效的疾控方案

果。在此基础上,我们研究了最小化代价以及社会影响对人们疫苗接种决策的综合影响,并检验了相同社会影响强度对不同层面的人作用是否一致。

上面我们讲到,人们在决定是否接种疫苗时,除了会衡量自身接种疫苗的代价和收益之外,也将受到来自社会群体的影响。事实上,人们的决策经过身边其他人的转述,就会形成社会舆论。如图 5-2 所示,SIT 认为,一个人社会影响的强度取决于他/她与其他人互动的某些结构特征,例如,他/她所提出观点的类型(接受或拒绝所代表的 σ_i)、他/她与身

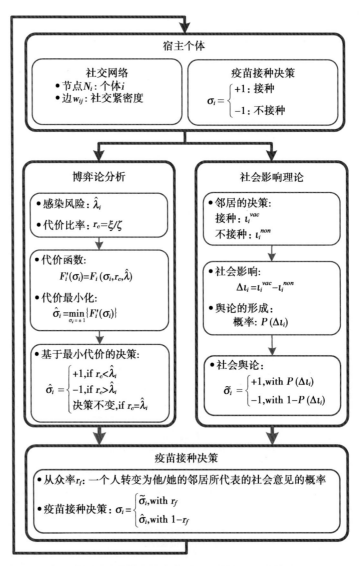

图 5-2　人们决定是否接种疫苗的过程。我们将社会群体的影响纳入博弈与决策过程。我们考虑到,人们之间存在互动关系并使用 SIT 来描述社会影响对个人决策的作用,即人们会参考身边其他人的决策来帮助自己做决定。

边其他人的亲近程度(社交紧密度 w_{ij}),以及他/她接收到了多少身边其他人的观点(接种疫苗和未接种疫苗的邻居数量可分别表示为 N_i^{vac} 和 N_i^{non})。接下来,我们将社交网络中一个人(记为 i)"接受疫苗接种"和"拒绝疫苗接种"这两种相反观点的社会影响强弱程度分别定义为 ι_i^{vac} 和 ι_i^{non} ,我们可以通过下面的公式来计算它们:

$$\iota_i^{vac} = (N_i^{vac})^{1/2} \cdot \sum_{j \in N_i^{vac}} w_{ij}^2 \qquad (5.1)$$

$$\iota_i^{non} = (N_i^{non})^{1/2} \cdot \sum_{j \in N_i^{non}} w_{ij}^2 \qquad (5.2)$$

随后,我们又引入了 $\tilde{\sigma}_i$ 表示个体 i 身边其他人的社会舆论。实质上,这个定义可以被看作是对传统 SIT 的一种扩充。我们将通过比较上述两种相反观点的影响来确定舆论 $\tilde{\sigma}_i$ 最终是会偏向接受接种疫苗还是拒绝接种疫苗。此外,我们用 $\Delta\iota_i$ 表示 ι_i^{vac} 与 ι_i^{non} 之间的差异。$\Delta\iota_i$ 可以通过下面的公式来计算:

$$\Delta\iota_i = \frac{\iota_i^{vac} - \iota_i^{non}}{\iota_i^{vac} + \iota_i^{non}} \qquad (5.3)$$

因此,我们可以将 $\tilde{\sigma}_i$ 表达成如下形式:

$$\tilde{\sigma}_i = \begin{cases} +1, \text{以概率 } P(\Delta\iota_i) \\ -1, \text{以概率 } 1 - P(\Delta\iota_i) \end{cases} \qquad (5.4)$$

其中,$\Delta\iota_i$ 表示社会舆论,$P(\Delta\iota_i)$ 表示接受疫苗接种的概率,$1 - P(\Delta\iota_i)$ 则表示拒绝接种疫苗的概率。这里 $P(\Delta\iota_i)$ 可以通过 Fermi 方程计算:

$$P(\Delta\iota_i) = \frac{1}{1 + \exp(-\nu \cdot \Delta\iota_i)} \qquad (5.5)$$

Fermi 方程是一个 sigmoid 函数,它被广泛用于描述当个体面对两种不同选择时,其反映和行为的变化。这里,ν 表示个体对两种相反观点效应差异 $\Delta\iota_i$ 的反应。如图 5-3 所示,当 ν 较大时,即使 $\Delta\iota_i$ 相对较小,更多人支持的观点也极有可能主导社会舆论。

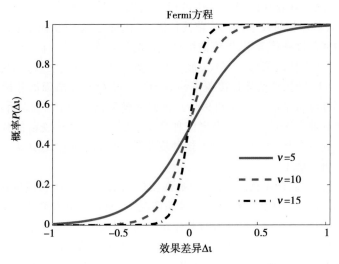

图 5-3 因人们提出观点而产生的社会舆论。对于个体 i,$\tilde{\sigma}_i$ 表示其身边其他人舆论偏向哪种决策(基于概率 $P(\Delta\iota_i)$ 或 $1 - P(\Delta\iota_i)$)。在 Fermi 方程中,ν 表示个人对 $\Delta\iota_i$ 的反应)

基于此,我们进一步引入一个概率 r_f,它表示个人的"从众率",即一个人倾向于采纳身边其他人意见的程度。换句话说,它表示了个体 i 有多大的可能性从原本基于代价最小化的选择($\hat{\sigma}_i$)转化为受社会舆论影响后的观点($\tilde{\sigma}_i$)。

因此,当 $r_f=0$ 时,一个人不会理会任何社会舆论,而坚持自己先前的决定,而 $r_f=1.0$ 则表明一个人是绝对的社会舆论追随者,即完全忽略自己先前的决定。综上,个体 i 的最终决策可以表示为:

$$\sigma_i = \begin{cases} \tilde{\sigma}_i, with\ r_f \\ \hat{\sigma}_i, with\ 1-r_f \end{cases} \tag{5.6}$$

5.2 案例研究

为了评估上述综合决策模型的表现,我们将在本节展示几个仿真实验。该组实验是基于 2009 年 H1N1 流感在中国香港的疫情数据以及一个社交网络(平均节点度为 35 并包含 788 个节点,见 4.3.1 节)开展的。

5.2.1 疫苗接种覆盖率

基于我们设计的决策模型,我们进行了一系列实验来模拟疫苗接种情况,并评估了个体决策稳态下的疫苗接种覆盖率。如图 5-4 所示,我们分别基于 30%、45% 和 60% 这 3 个人们初始接种意愿水平,研究了代价最小化和社会影响对个人接种疫苗决策的影响。一个人对疫苗的接受程度会受到其初始接种意愿水平和代价比率 r_c 的影响,因而个体从众率 r_f 也会相应取不同的值。图 5-4 中的模拟结果表明,当社会影响相对较弱(即从众率 r_f 相对较小)时,疫苗接种代价(代价比率 r_c)从根本上决定了最终的疫苗接种覆盖率,即疫苗接种代价的增加会降低一个人的疫苗接种意愿(在个体决策稳态下)。通过观察实验结果,我们发现,当代价比率为 $r_c=1.0$ 时,疫苗接种覆盖率约为 31%。随着 r_c 逐渐降低并接近 0,疫苗接种覆盖率逐渐增加到 90%。我们的模型指出,当一个人听说他/她身边其他人全部都已经决定接种疫苗,即便此时接种疫苗的代价为零,他/她也会坚持他/她之前不接种疫苗的决定,因为他/她认为疾病已经不会再传播了。

此外,我们还注意到,社会影响强度(从众率 r_f)会调和代价比率 r_c 对个体接种疫苗决策的影响。在极端情况下,如果一个人单纯根据代价进行决策($r_f=0$),那么他/她接种疫苗的可能性将完全取决于疫苗接种的相对代价(代价比率 r_c)。相反,考虑另一种极端的情况,假定一个人是绝对的社会舆论追随者($r_f=1.0$),他/她接种疫苗的决定则会完全被身边其他人所左右,此时他/她接种疫苗的可能性是完全取决于该群体的初始接种意愿水平。基于我们模拟实验的设置,当 $r_f=1.0$ 时,对于初

初始疫苗接种意愿(30%)

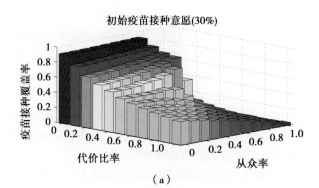

（a）

初始疫苗接种意愿(45%)

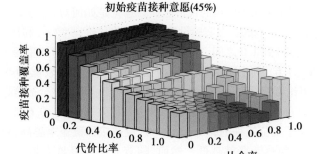

（b）

初始疫苗接种意愿(60%)

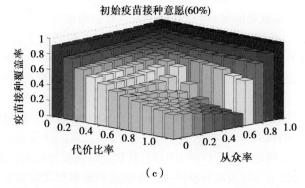

（c）

图 5-4 疫苗接种覆盖率稳态下的个体决策。随着代价比率
(r_c) 和从众率(r_f)的值在 0 到 1.0 之间变化，疫苗接种覆盖率
也会不断变化。我们研究了代价最小化和社会影响对个人接
种疫苗决策的影响。3 种个人初始接种意愿水平设定为：
(a)30%；(b)45%；(c)60%

始疫苗接种意愿为 30% 的个体,决策稳态下的疫苗接种覆盖率收敛到约 2%(图 5-4a),初始疫苗接种意愿为 45% 时疫苗接种覆盖率收敛到约 50%(图 5-4b),初始疫苗接种意愿为 60% 时疫苗接种覆盖率收敛到约 97%(图 5-4c)。

此外,我们还可以从人们的疫苗接种决策的变化看出其受社会舆论影响的程度(从众率 r_f)。如图 5-4 所示,当人们变得更容易受到身边其他人影响(r_f 增大)时,此时如果疫苗接种代价较低($0 < r_e \leqslant 0.5$)人们往往更倾向于接种疫苗。反之,当疫苗接种代价相对较高时($0.5 < r_e \leqslant 1.0$),人们往往会拒绝接种疫苗。当 r_f 接近 1.0 时,人们的疫苗接种覆盖率会急剧降低/增加,最终收敛到一个的固定值,正如我们之前所提到的,这个值完全依赖于人们的初始接种意愿水平。

下面,我们将基于前文提到的 SIR 模型(参见 2.1.2 节),研究社会影响对疾控效果的作用(以疾病感染率为评估标准)。

图 5-5 展示了接种疫苗的代价和社会意见是如何对人们(是否接种疫苗)的决定产生影响的。在实验设置上,我们将代价比率(r_e)和从众率(r_f)的值都设定在 0 到 1.0 之间。同时,我们也考虑到了疫情严重程度对模型的影响($R_0 = 1.6$)。如图 5-5 所示,在接种疫苗代价相对较低($0 < r_e \leqslant 0.8$)并且社会舆论影响适度($0 < r_f \leqslant 0.6$)的情况下,疾病可以完全被消除。

具体而言,当人们不太容易受到身边其他人影响($r_f < 0.6$)时,疾控有效程度取决于疫苗接种的相对代价(r_e),疫苗接种覆盖率越高,疫苗接种代价越低,疾病感染率就越低。然而,随着人们变得越来越倾向于听取身边其他人的意见($0.8 \leqslant r_f < 1.0$),疫苗接种的代价对疾控的影响相应下降,而人们最初的疫苗接种意愿水平高低会显得更为重要。如图 5-5 所示,当我们考虑极端情况 $r_f = 1.0$(即个人是社会舆论的绝对追随者),如图 5-5a 所示,当初始接种意愿水平为 30% 时,疾病感染率就增高到了46%;如图 5-5b 和 5-5c 所示,当代价比率 $r_e > 0.8$ 且 $0.2 \leqslant r_f < 0.8$ 时,如果初始接种意愿水平设置在 45%,疾病感染率将比初始接种意愿为 60% 时更高。

此外,我们还研究了不同初始接种意愿水平的人们的疫苗接种覆盖率及其相应的感染率,实验结果如图 5-6a 所示。我们注意到,当一个人是绝对的社会舆论追随者($r_f \approx 1.0$)时,其初始疫苗接种意愿的水平会影响疫苗接种覆盖率以及疾病感染率。根据我们的模拟实验结果,当个人的初始疫苗接种意愿水平是 30% 时,疫苗接种覆盖率约为 2.4%,如图 5-6a 所示。当初始接种意愿水平分别为 45% 和 60% 时,疫苗接种覆盖率将分别达到 45% 和 91%。此外,当个体初始疫苗接种意愿水平在 40%~50% 之间时,我们观察到,疫苗接种覆盖率会出现一个关键转变,如图 5-6a 所示。即如果个体是绝对社会舆论追随者,那么我们可以找到一个初始接种意愿水平的阈值,它可以用于判断自愿接种计划是否能消除疫情,如图 5-6b 所示。

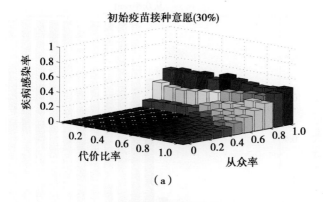

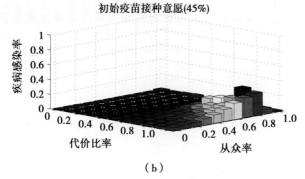

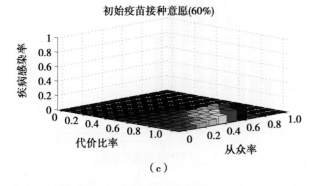

图 5-5 人们的决策会影响疫苗接种覆盖率,从而进一步影响疾病感染率。我们通过改变 r_c 和 r_f 的值,研究了最小化代价和社会影响对疾病感染率的影响。个人的初始疫苗接种意愿水平分别设定为:(a)30%;(b)45%;(c)60%

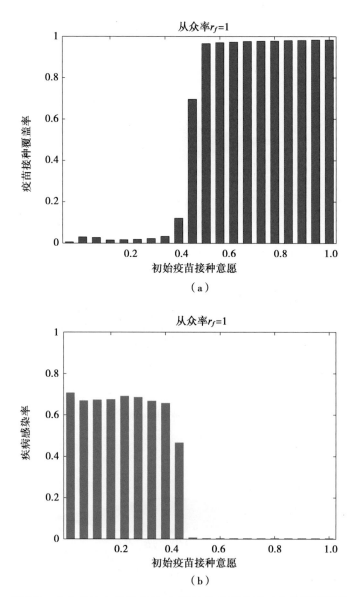

图 5-6 个体是社会追随者时,初始接种意愿水平对疫苗接种覆盖率与疾病感染率的影响($r_f = 1.0$)。(a)个人决策稳态下的疫苗接种覆盖率。(b)初始疫苗接种意愿对疾控效果的影响(以疾病感染率为评价准则)

图 5-7 展示了在疾病严重程度不同的情况下,疫苗接种覆盖率会如何变化。我们从中发现了一个规律:当疫苗接种相对代价 r_c 较低时,疫苗接种覆盖率会随着社会影响的增强而提高(见图 5-7a~c),并且人们也会随之转变为近乎绝对的社会舆论追随者(r_f 接近 1.0)。并且仿真结果进一步表明,当社会影响相对较弱($0 < r_f \leqslant 0.6$)且疾病本身比较难以控制($R_0 = 2.0$)时,疫苗接种覆盖率也会增加。然而,如果社会影响逐渐加强(r_f 接近 1.0),接种覆盖率会主要由群体初始接种意愿水平决定,而不是由相关代价和疾病严重程度决定。

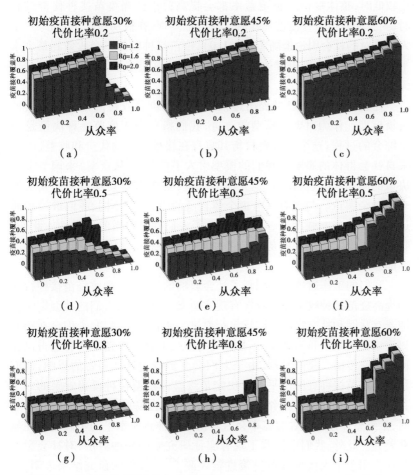

图 5-7 对疫苗接种覆盖率的敏感性分析(sensitivity analysis),其中:①$R_0 = 1.2$;②$R_0 = 1.6$;③$R_0 = 2.0$

5.3 补充说明

长期以来,众多研究人员对社会影响现象进行了观察和研究,即人们的行为或观点会受到其身边其他人的影响。在疫苗接种方面,这种现象会影响每个人决定是否接种疫苗,从而影响整体社会的疫苗接种覆盖率。在本章中,我们讨论了社会影响对个人疫苗接种决策、整体疫苗接种覆盖率和疾控有效性的作用。基于真实社交网络以及 2009 年 H1N1 流感在香港的疫情数据,我们校正了模型参数,并随后模拟自愿接种计划进行了一系列实验。实验结果证实,疫苗接种的相对代价(代价比率 r_c)是整体疫苗接种覆盖率的决定因素之一。我们的模拟实验结果表明,如果一个人对身边其他人的影响不敏感(r_f 相对较小),r_c 就会特别具有决定性。但是,如果个人很容易受到他人影响(r_f 较大),当疫苗接种代价也较低时,整体疫苗接种覆盖率都会提高;反之,当疫苗接种代价较高时,则会使疫苗接种覆盖率降低。我们也发现,在极端情况下,如果一个人是绝对的社会舆论追随者($r_f = 1.0$),疫苗接种覆盖率会收敛到某个水平,且该水平仅取决于群体最初的疫苗接种意愿水平,与疫苗相关代价无关。

此前,研究人员已经提出过很多基于代价和收益的个人疫苗接种决策模型。作为对现有模型的改进,我们指出个人疫苗接种决策是一个综合的过程,这个过程要权衡其自身在接种疫苗的代价和收益,以及来自社会群体的影响。我们的模型引入了参数 r_f(从众率)来调节个人决策的倾向:要么保持他/她先前的选择,要么追随其身边其他人所带来的社会舆论。与现有只考虑个体自身的研究[164]不同,我们进一步通过引入社会影响强度这一概念,融入了人们社交关系的异质性。此外,我们还研究了人们最初的疫苗接种意愿水平对最终整体疫苗接种覆盖率的影响。

我们的工作通过建模刻画了社会影响的作用,对理解疫苗接种行为和提高疫苗接种政策的有效性有现实意义。近年来,人们的社会影响力随着互联网和社交媒体的广泛流行而进一步扩大。例如,人们会在网上讨论疫苗的效果和不良反应,各种支持或反对接种疫苗的声音也得以在网上迅速传播。我们发现,由于人们会受到身边这些声音的影响,他们最初的疫苗接种意愿水平会是决定最终整体疫苗接种覆盖效果的一个关键因素。我们的研究结果表明,当人们很容易受到社会舆论的影响时,最终整体疫苗接种覆盖率会因其初始接种意愿水平的不同而存在显著差异。此外,我们也借鉴了现有实证研究中的一些方法,对社会影响如何作用于个人接种疫苗决策进行评测[165]。我们的研究结果表明,人们在决定是否接种疫苗时,除了会衡量自身在接种疫苗的代价和收益之外,也将受到来自社会群体的影响。因此,公共卫生部门必须在自愿接种疫苗计划开始前就评估公众对疫苗的接受程度,并落实相关政策,如提供一定的财政补贴来降低人们接种疫苗的花销等等。

综上,我们提出了一个考虑社会影响,研究个人疫苗决策,以及可用于提高疫苗接种计划其疾控效果的模型框架。我们也注意到,本章所展示的实验结果可能依赖于我们选定的社交网络(由美国高中学生互动数据构建）。此外,在我们的模型中,社会影响只考虑了个人与其身边其他人的局部社交关系。并且,在我们扩展的 SIT 理论中,实际上已经隐性地假设了人们只能被动接受身边其他人带来的影响,而不能主动改变它。

5.4 总结

在本章中,我们希望进一步讨论哪些因素会影响人们决定是否接种疫苗。为此,本章在上一章的基础之上,进一步将社会群体的影响纳入博弈与决策过程,进行综合分析。具体而言,我们应用了 SIT 来刻画受到身边其他人不同程度影响的人们,他们的疫苗接种决策是如何变化的。在实验部分,我们运用社交网络来刻画人们的社交关系,并对一种类流感疾病疫苗的自愿接种计划进行了一系列的模拟实验。通过衡量最终整体疫苗接种率,我们指出,社会群体对个人疫苗接种决策以及疾控效果的影响,主要取决于以下 3 个决定性因素:①疫苗接种带来的相对代价,即代价比率(r_c);②个人容易受到社会影响的程度,即从众率(r_f);③群体初始接种意愿水平。根据本章的实验结果,我们得出结论:社会群体的意见会通过间接影响疫苗接种覆盖率,从而最终对整体疾控效果产生影响。综上,我们的工作提出了一种模拟社会影响的作用和评估自愿疫苗接种计划有效性的方法。

5.5 思考题

课后简答题

（1）如何刻画传染病传播扩散的物理接触网络与社会意识传播扩散的信息交换网络模型,及其相互作用于个体决策的行为?

（2）时间尺度将如何影响传染病传播扩散网络和社会意识传播扩散网络上的动态过程?

（3）如何分类社会意识传播扩散网络上不同个体的类型和角色?

研究思考题

（4）社会影响理论是社会心理学领域研究群体如何影响个体的理论。本章使用了 Fermi 方程刻画社会网络中邻居对个体决策的影响。请查阅相关文献,总结其他能够用于刻画个体接种决策的社会影响理论模型。

（5）传染病疫情的发展趋势是一个复杂的过程:一方面,疫情的蔓延受个体接种决策的影响;另一方面,个体也会根据疫情的风险及时调整自身的接种策略,从而形成一定的社会影响力。试讨论在社会网络中,如何通过设计合适的合作博弈模型,引导群体自发形成有利于提高疫苗接种覆盖水平的社会影响力。

场景应用题

（6）你能否进一步考虑疫苗的效果、疫情的发展趋势、疫苗的紧缺性、个体对疫情的响应以及世界对新冠肺炎的控制措施等因素，综合分析不同条件下的疫情趋势，给出合理的疫苗政策？

（7）思考：除了社会舆论（social opinion）之外，还有哪些能够影响个体接种疫苗的因素？

（8）请仿照书中所讨论的流感案例研究，将该章所述方法运用于分析新冠肺炎疫情中受社会影响的疫苗接种决策及覆盖率，并比较两种场景的异同。

6 疫苗接种决策——媒体效应

先前的众多研究表明,人们将自己对流行病的认知传播出去最终会影响到公众。在一种新型传染病的暴发初期,人们在决定是否接种疫苗之前,几乎不可能预先对新开发疫苗的情况十分了解。在这种情况下,人们对疫苗的主观印象和接种决策会被社交媒体上那些关于"疾病严不严重"和"疫苗安不安全"的言论所影响。

本章将在上一章的基础之上,进一步将社交媒体的影响纳入模型,进行综合分析。基于此,我们更深入地研究了如何通过调控个人疫苗接种决策来影响整体疫苗接种覆盖率,以确保疾控效果。

6.1 主观认识建模

在前面两章中,我们在建立疫苗自愿接种决策模型(另见 4.1 节)的过程中考虑了患病和接种疫苗的代价。具体而言,我们用博弈论分析描述了一个人决定是否接种疫苗的过程,评估了他/她认为疫苗接种的风险和益处有多大。我们不难发现,这样的一个代价决策模型实质上假设了人们事先了解疾病和疫苗所带来的相关代价和收益。所以,它可能对预防季发性传染病[如麻疹和水痘(chickenpox)]是奏效的。然而,对于为了预防新发传染病(如 2009 年 H1N1 流感)而开发的疫苗,人们难免会缺乏相关背景知识。那么在这种情况下,人们做出完全理性决策的这种假设可能就不太成立了。

正如我们之前所提到的,人们会根据他们对疾病严重性和疫苗安全性的认知而决定是否接种疫苗。这种认知可能是因为听身边其他人提到相关事件或新闻而形成的[166]。也就是说,一个人是否接受疫苗接种的这种意愿,是会随着身边其他人在其社交圈子中传播认知而动态改变的,这最终也会影响疾病传播的进程以及疫苗接种计划的有效性。

近年来,一些迅速崛起和发展的社交媒体,如 Facebook[167]、Twitter[168]、YouTube[169,170],已经成为了人们传播公共卫生信息的新渠道。众所周知,在当今的网络社区中,人们会讨论疫苗的有效性,转发疫苗不良事件(adverse events)的相关报道,亦或是分享自己赞成或反对疫苗接种的观点。在这种情况下,其实传染病和疫苗相关事件的传播速度可能与疾病本身的传播速度一样快。因此,当人们听说有人接种疫苗后产生了不良反应,就会立即斟酌自己是否还要接种疫苗。我们不难看出,在这个过程中,人们疫苗接种决策的变化动态是和疾病传播的动态紧密耦合的。这两个动态过程之间的联系可能对最终的群体疫苗接种覆盖率产生重大影响。

　　因此,在本章中,我们将研究疾病流行期间对疾病和疫苗相关事件认知的传播是如何影响个人疫苗接种决策的。如图 6-1 所示,一群人根据自己对"疾病严不严重"和"疫苗安不安全"的认知来决定是否接种疫

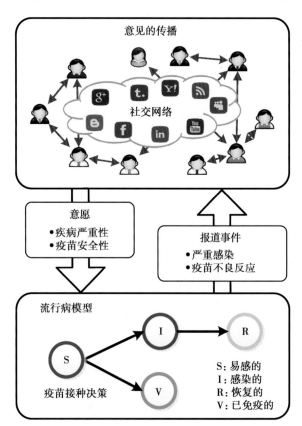

图 6-1　认知传播的示意图。我们考虑人们决定是否接种疫苗取决于他们对"疾病严不严重"和"疫苗安不安全"的认知。对相关事件的认识会通过社交网络从一个人传播给其他人,这将极大地影响人们对疾病严重性和疫苗安全性的看法,从而影响他们决定是否接种疫苗

苗。同时,人们也在社交(例如,与 Facebook 上的好友和 Twitter 上的粉丝交流)的过程中相互影响。因此,在社交网络中,对事件的认知可以从一个人传播到另一个人,并极大程度上影响人们判断"疾病严不严重"和"疫苗安不安全"。一方面,当人们听说又出现了很多严重感染的病例时,他们就会想要接种疫苗来保护自己。另一方面,如果人们看到了关于疫苗不良反应的报道,他们又会觉得接种疫苗不太安全,从而放弃接种,最终导致人们整体疫苗接种覆盖率降低。

　　基于以上考虑,我们进一步改进了模型。我们假设人们会根据其对"疫苗接种是否可接受"的置信度来决定会不会接种疫苗。我们又考虑到,如果一个人不确定是不是要接种疫苗,那么他/她不会做出任何确定性的决定,而是静观形势的变化。由于这种不确定性的存在,在这种情况下,我们将这种不做任何决定的状态视为"尚未决定"。所以,我们引入了是、否和不确定这 3 个置信度变量来描述个体接受、拒绝疫苗接种或尚未决定的状态。之前我们讲到,由于认知在人与人之间不断地传播,人们会从他/她身边其他人那里获取信息,这些信息可能会印证他/她自己先前的认知,也可能和他/她自己先前的认知相互冲突。

　　现在,我们知道置信度(belief values)会伴随着人们认知的传播而不断变化。在这种情况下,我们通过扩展 Dempster-Shafer 理论(DST)的框架,开发了一种新的基于置信度的决策模型[171]。DST,也被称为 D-S 置信度理论(theory of beliefs),最初是一种基于贝叶斯概率理论的归纳,用来描述个体在存在不确定性的情况下,如何结合来自多个信息源的新证据来更新自己的置信度[172]。在我们的模型中,个人可以通过结合从身边其他人获取对相关事件的认知来更新他们的置信度(关于"疾病严不严重"和"疫苗安不安全"的认知)。此外,我们通过权衡认知传播和衰减的影响,使传统的 DST 框架得以扩展。具体来讲,每当一个人听说了疾病和疫苗相关事件,他/她对于自己先前判断的信心会减弱,并且他/她还会把这种影响带给身边其他人。

　　在进行模拟实验时,我们首先用流感疫情数据和真实世界某在线社区的一个社交网络校准了模型参数;随后,我们通过一系列实验模拟了人们自愿接种疫苗以及传染病传播的动态过程,并评估了认知的传播对个人疫苗接种决策的影响;最后,我们总结出了影响疾控效果的 3 大因素:①不良事件的相关报道,即人们严重感染疾病或接种疫苗后出现不良反应的病例报告;②认知衰减系数,描述了认知从一个人传播到另一个人的过程中的衰减效应;③疾病再生数,表示疾病的传染性。在此基础之上,我们开发了一个新的模型框架,对现有利用疫苗自愿接种帮助疾病控制的研究进行了扩展。

6.2　疫苗接种决策中的主观认识

我们设计了一个基于置信度的决策模型来评估认知传播对人们疫苗接种决策以及最终整体疾控有效性的影响。与现有的在个人层面对疫苗接种决策建模的其他研究相比,我们的模型具有以下特点:

- 我们考虑了人们决定是否接种疫苗过程中的不确定性。具体而言,我们认为,一个人没有做出确定性决策的情况是一种"尚未决定"的状态。因此,我们引入了 3 个置信度变量来分别描述一个人接受、拒绝疫苗接种或尚未决定的状态。

- 我们进一步考虑了人们是否接种疫苗取决于主观上是否愿意。此外,关于"疾病严不严重"和"疫苗安不安全"的认知会在人与人之间传播,并极大地影响个人对疫苗接种的看法。

- 为了模拟认知的传播,我们使用了一个现实社会的在线社交网络来描述人们的社交关系;随后,我们进一步扩展了 DST 来刻画人们考虑身边其他人传播的认知,并不断改变自身疫苗接种态度的过程。

在实验中,我们模拟实施了一个用于预防 2009 年 H1N1 流感暴发的自愿疫苗接种计划。在这个计划中,人们可以根据他们对"疾病严不严重"和"疫苗安不安全"的认知来决定是否接种疫苗。我们假定人们事先不了解任何有关疾病或疫苗的知识,但他们可以获取到相关事件的信息(例如,有关严重感染疾病病例和疫苗不良反应的报道)。在这种情况下,对信息的认知会在人群间传播,进而影响他们决定是否接种疫苗。

因此,我们提出了一种个体层面的模型来刻画人们决定是否接种疫苗的过程。同时,我们还使用了一种传染病模型来模拟疾病在人群中的传播情况。基于这样的设计,我们研究了在传染病暴发期间,疾病和疫苗相关信息的传播是如何影响人们决定是否接种疫苗的。

6.2.1　Dempster-Shafer 理论(DST)

我们使用一组置信度变量(belief variables)来表示一个人"接受"或"拒绝"接种疫苗的这两种意愿。根据 Dempster-Shafer 理论,我们假设"是否接种疫苗"这一决策是一个二元问题,并表示为 $\Theta = \{Yes, No\}$。这里 Θ 是疫苗接种决策(一个全域集)的识别框架(frame of discernment)。我们将人们所有可能的疫苗决策抽象成 Θ 的所有子集的集合,即幂集 $2^{\Theta}=\{\phi,\{Yes\},\{No\},\Theta\}$。接下来,我们使用 $m(\cdot)$ 函数将一个置信度(概率)分配给幂集 2^{Θ} 的每个元素,这个过程叫做基本概率分配(basic probability assignment,BPA)。概率 $m(A)(A\in 2^{\Theta})$ 表示基于当前可用的证据或知识对特定子集 A 的支持比例。BPA 具有以下两个性质:①空集 ϕ 的概率为零;②幂集合的概率和为1:

$$
\begin{aligned}
m:2^{\Theta}&\rightarrow[0,1]\\
m(\phi)&=0\\
\sum_{A\subset 2^{\Theta}}m(A)&=1
\end{aligned}
\tag{6.1}
$$

因此,人们决定是否接种疫苗的置信度函数(belief functions)可以表示为:

$$
\begin{aligned}
m(\phi)&=0\\
m(Yes)&\in[0,1]\\
m(No)&\in[0,1]\\
m(\Theta)&=1-m(Yes)-m(No)
\end{aligned}
\tag{6.2}
$$

其中 $m(Yes)$ 描述一个人决定接种疫苗来避免感染疾病,$m(No)$ 表示他/她认为接种疫苗会有一些潜在风险并拒绝接种疫苗,$m(\Theta)$ 则表示他/她还不确定自己是否要接种疫苗。根据上述公式,一个人以 $m(Yes)$ 的概率接受接种疫苗,以 $m(No)$ 的概率拒绝接种疫苗,并有 $m(\Theta)$ 的可能性犹豫不决。此外,我们认为决定接种疫苗的人就会立即接种疫苗。因此,一个接种过疫苗的人,要么成功免疫疾病,要么会产生不良反应,而尚未作出决定的人会在下一步中继续审视并更新他们自身的决策状态。

6.2.2　社会认识的传播

对于新发传染病来说,它的传播和疫苗接种计划的实施过程中,个人对疾病严重性和疫苗安全性的认知将受到疾病和疫苗相关事件报道的影响。一方面,疾病重症病例的报道会促使人们想要接种疫苗;另一方面,疫苗不良反应案例的报道会使人们质疑疫苗安全性,从而拒绝接种疫苗。

在这里,我们使用一个置信度 m^e 来表示一个在人群中传播的认知。我们假设人们通过社交网络相互联系,记为 $G=\langle V,L\rangle$,其中 $V=\{v_1,v_2,\cdots v_N\}$ 为节点集合(个体),$L=\{\langle v_i,v_j\rangle\mid 1\leq i,j\leq N,i\neq j\}$ 为边集合(社会互动关系),N 是个体的总人数。在疫情期间,每一个上报的事件都是可以被人们传播的认知,其置信值为 $m^e=\{m^e(Yes),m^e(No)\}$,其中 $m^e=\{1.0,0\}$ 和 $m^e=\{0,1.0\}$ 分别表示上报的是严重感染病例和疫苗不良反应案例。

在我们的模型中,一个人可以通过与身边其他人交流来获取新的认知,来更新他们自身的置信度,并进一步通过他们的社交网络把这个消息传播给其他人。然而,人们对消息认知的确定性会随着它从一个人传到另一个人而衰减,这被称为认知衰减。因此,在这里,我们引入一个衰减系数 f,来表明当认知在两个人之间传递时,其衰减的速度有多快。f 值越大,表示衰减越快。我们指出,认知从一个人 j 传递(即认知的传播)到另一个人 i 的认知可以通过下面的公式计算:

$$m_i^e(Yes) = (1-f) \cdot m_j^e(Yes)$$
$$m_i^e(No) = (1-f) \cdot m_j^e(No) \tag{6.3}$$
$$m_i^e(\Theta) = m_j^e(\Theta) + f \cdot \left(m_j^e(Yes) + m_j^e(No) \right)$$

在疾病传播和疫苗接种计划实施过程中,对相关事件的报道会随着其在人群中传播,在不同时间阶段转化为新的证据来源(sources of evidence)。这些事件认知的传播会不断改变人们对疾病和疫苗的认识,然后人们也会依此决定是否接种疫苗。一个人根据其获得的认知,将当前置信度(表示为 m_i)与新获得的认知 m_i^e 结合,来更新自己的置信度(表示为 m_i')。此更新过程可以用下面这个公式表示(用 $\oplus$ 表示组合操作):

$$m_i' = m_i \oplus m_i^e \tag{6.4}$$

具体来讲,我们基于信息源相互独立的假设,使用扩展 Dempster 组合规则(Dempster rule of combination)更新置信值:

$$m_i'(S_A) = \frac{\sum_{S_B \cap S_C = S_A} m_i(S_B) \cdot m_i^e(S_C)}{1 - \sum_{S_B \cap S_C = \phi} m_i(S_B) \cdot m_i^e(S_C)}, \text{且} S_A, S_B, S_C \in 2^\Theta \tag{6.5}$$

其中,$\sum_{S_B \cap S_C = \phi} m_i(S_B) \cdot m_i^e(S_C)$ 表示与当前置信度和新获得的认知冲突相关的基本置信概率。在 Dempster 组合规则中,分母 $1 - \sum_{S_B \cap S_C = \phi} m_i(S_B) \cdot m_i^e(S_C)$ 是一个归一化因子,它用于将冲突概率质量(conflict probability mass)归一到符号通用集合 $m(\Theta)$ 的范围。

综上,我们使用 DST 建立了一个基于置信度的决策模型,用于考虑在具有不确定性的情况下,描述人们决定是否接种疫苗的过程。此外,我们还扩展了经典的 DST 框架,引入了认知的传播。我们强调,在人群中,认知的确定性会随着它在人与人之间的传播而衰减。为了说明这一点,图 6-2 展示了一个人在接收到两个事件报道后置信度更新计算结果,其中衰减系数(fading coefficients)分别设为:0.1(图 6-2a)和 0.2(图 6-2b)。

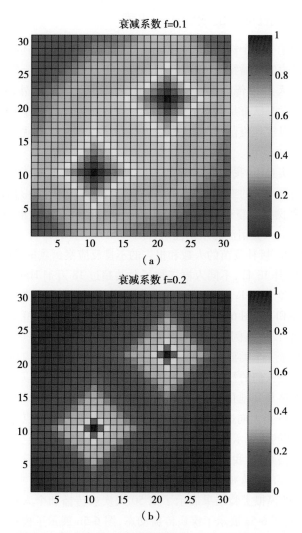

图 6-2 认知传播和衰减的网格图(30×30 节点)。一个人可以与社交网络上的其他人互动。报道的两种事件会在人群中独立传播,并影响人们的置信度。在这里,单元格的颜色表示一个人的置信度,即概率质量($m_i \in (0, 1.0)$)。对于传出该事件的人,我们将其概率质量设为 $m_i = 1.0$。参数 f 表示认知衰减系数。(a)$f = 0.1$ 和(b)$f = 0.2$

6.3 案例研究

我们基于 2009 年 H1N1 流感在中国香港的疫情进行了一系列模拟实验研究了人们自愿接种疫苗和疾病传播的动态耦合过程。

6.3.1 在线社区中的疫苗接种决策

我们构建了一个标准 SIR 模型(如 2.1.2 节所述)来描述一种新发传染病在人群中的传播特征,重症病例和疫苗不良反应案例会伴随着它们的报道而在人群中传播,并不断改变着人们的认知。此外,我们假定①在疾病暴发时已有足够多的疫苗;②只有易感人群的人才能决定自身是否以及何时接种疫苗;③一旦一个人接种了疫苗,他/她就会对疾病完全免疫。

在模拟实验中,我们用 2009 年 H1N1 流感在香港的疫情数据校准了上述流行病模型中的参数(另见 2.3.1 节)。截至 2010 年 9 月,该疫情共有 36 000 多例实验室确诊病例,其中约 290 例被确定为严重病例(约占比 0.805%)。人类猪流感疫苗注射计划(HSIVP)于 2009 年 12 月 1 日启动。自那时起,接种疫苗的人数和报告的不良反应案例数量见图 6-3。截至 2010 年 3 月 13 日,不同人群接种了总共超过 18 万剂 HSI 疫苗(图 6-3a)[173]。在整个 HSIVP 过程中,总共报告了 34 例接种疫苗后产生不良反应案例(AEFI)(图 6-3b)。AEFI 的发生率评估为 17.8/10 万接种个体(即疫苗不良反应案例的报告率约为 0.017 8%)[95]。

我们基于一个类似 Facebook 的在线社区数据进一步构建了一个社交网络来刻画人们的社交关系[174],在这个社区中,用户可以通过个人博客和论坛发帖和其他用户进行交流。这个网络共有 1 899 个节点,节点之间有 13 838 条无向边。如图 6-4 的网络局部图所示,节点表示注册用户,他们之间的边表示他们之间的联系,即发送和接收过至少一条消息。基于这一网络结构,我们进行了一系列蒙特卡罗模拟实验,并检验了上述基于置信度的个人疫苗接种决策模型。

图 6-5 的模拟实验结果展示了前 50 天疾病传播和个人自愿接种的动态。其中,图 6-5a 展示了疾病传播动态,图 6-5b 展示了模拟疫苗不良反应案例和重症病例随时间的分布情况,图 6-5c 则展示了个人置信度的变化趋势。此外,如图 6-5d 所示,根据此每日接种人数的统计图,我们观察到,在疫苗接种计划实施的早期阶段,因为人们对疫苗接种的不确定性低,接种人数会稳步增加。然而,当置信度在第 12 天达到高峰时,报告的疫苗不良反应案例大大减弱了人们对疫苗的信心,这也导致了每日接种人数的急剧下降。

6.3.2 两种动态的相互作用

我们希望进一步在各种不同实验设置下应用我们的模型,来揭示疾病传播动态和个人疫苗接种动态之间的内在联系。在此过程中,我们通过调整事件的报告率(ϵ 和 κ)、认知衰减系数(f)和疾病基本再生数(R_0),来观察认知传播所造成的影响。

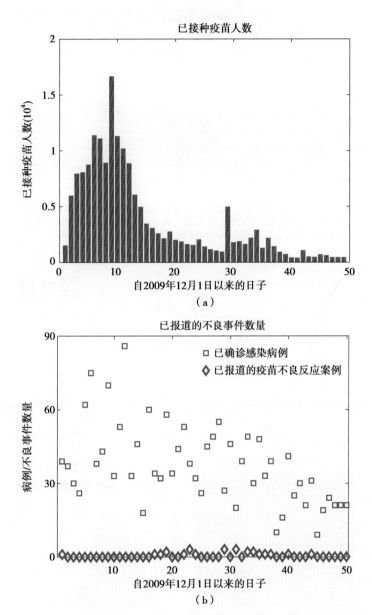

（a）

（b）

图 6-3 　人类猪流感疫苗注射计划（HSIVP）。该项目于 2009 年 12 月 1
日启动。截至 2010 年 3 月 13 日，为不同群体的人接种了总共 18 万多
剂 HSI 疫苗。接种疫苗后不良事件发生率（AEFI）评估为 17.8/10 万接
种个体，即 AEFI 报告率约为 0.017 8%。（a）每日接种人数。（b）每日
报告病例数和疫苗不良反应案例数

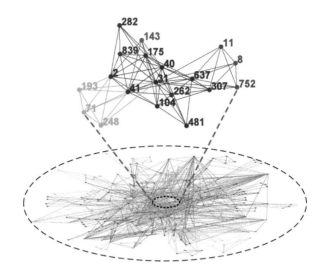

图 6-4 社交网络局部图。我们基于一个类似 Facebook 的在线社区的数据，使用网络来表示人们的社交关系。在这个网络中，每个节点表示一个人，边表示人们之间的联系，通过向彼此发送或接收消息来体现

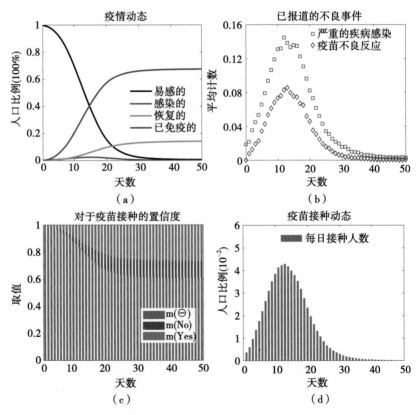

图 6-5 对于疾病传播与疫苗接种的蒙特卡罗模拟过程。（a）我们通过观察易感人数、感染人数、免疫人数和接种疫苗人数的规模变化来监控疾病传播的动态。（b）报告的重症病例数和疫苗不良反应案例数。（c）人群中疫苗接种的平均置信度。（d）每日自愿接种疫苗人数的动态变化图

如图 6-6 所示,我们分别调整重症病例报告率(ϵ)和疫苗不良反应案例报告率(κ)为 1% 和 0.1%。这相当于我们对于"疾病恐慌"(disease scare)的设定为 $\epsilon = 0.01$ 和 $\kappa = 0.001$ 以及对于"疫苗恐慌"(vaccine scare)的设定为 $\epsilon = 0.001$ 和 $\kappa = 0.01$。我们从实验结果中可以看出,报告重症的比率越高,会促使人们接种疫苗(图 6.6a 曲线),从而将减少疾病传播(图 6-6b 曲线)。此外,我们指出,人们在疾病暴发早期接种疫苗会比在其后期接种更有效。此外,我们还会注意到,当 $\epsilon = 0.01$ 时,在疾病暴发早期(第 10 天之前),$\kappa = 0.001$ 和 $\kappa = 0.01$ 情况下接种人数的差异(图 6-6a,虚曲线和实曲线)相对较小。之后,$\epsilon = 0.01$ 和 $\kappa = 0.001$ 的接种动态在第 15 天达到高峰,接种人数超过 4%,而 $\epsilon = 0.01$ 和 $\kappa = 0.01$ 的接种动态在第 11 天达到高峰,接种人数达到 2%。由此可见,$\epsilon = 0.01$、$\kappa = 0.001$ 和 $\epsilon = 0.01$、$\kappa = 0.01$ 情况下的疾病动态(分别对应图 6-6b 中的虚曲线和实曲线)在疾病感染高峰期的发病率相似,但疾病传播期的持续时间不同。

此外,我们还研究了不同衰减系数 f 下认知衰减的效果,结果如图 6-7 所示。我们注意到,认知衰减会从接种人数和接种时间的角度影响人们接种疫苗的动态。在我们的模拟实验中,当衰减系数 $f = 0.1$ 时,每日接种疫苗的人数在第 10 天达到峰值,约为 4%(图 6-7a,实线)。相比之下,如果衰减系数分别设为:$f = 0.4$ 和 $f = 0.7$,则接种率约为 2%,并在第 12 天和第 20 天达到高峰(图 6-7a,虚曲线)。在这种情况下,我们可以得出结论,当认知传播的衰减效应较弱(衰减系数较小)时,人们会更倾向于接种疫苗,从而也可以更有效地避免疾病继续传播(图 6-7b,$f = 0.1$ 情况下的实曲线)。

为了评估我们实验结果的敏感性,我们在不同严重程度的疫情中,观察了人们疫苗接种决策的变化动态。如图 6-8 所示,我们以 3 种疾病基本再生数(R_0)1.2、1.6 和 2.0 以上,来表示疫情的不同严重程度。我们可以看出,疾病再生数越大,人们的整体疫苗接种覆盖率就会越高(图 6-8a,点线图,$R_0 = 2.0$)。但是,在 R_0 相对较小的情况下,疫苗接种水平的提高并不足以免疫足够数量的人来遏制疾病传播。如图 6-8b 的点线所示,再生数 $R_0 = 2.0$ 导致疫情达到将近 6% 的最大暴发率。相比之下,$R_0 = 1.6$ 时,(图 6-8b,虚曲线)疫情最大暴发率为 3%,而 $R_0 = 1.2$ 时(图 6-8b,实曲线)疫情最大暴发率仅为 1%。这些结果可以通过疾病传播和疫苗接种之间的动态联系来解释:接种疫苗人数的增加势必会引发更多关于疫苗不良反应案例的报告,反而会降低人们的疫苗接种意愿。

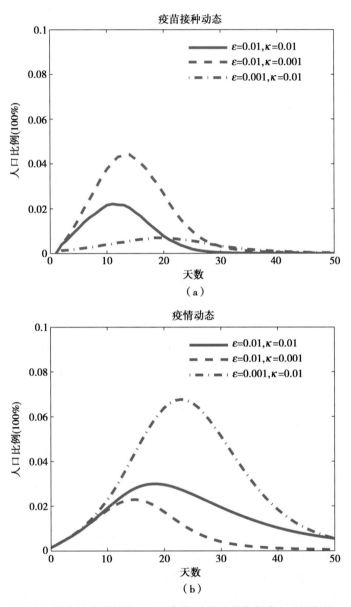

图6-6　报告重症病例率(ϵ)和疫苗不良反应案例率(κ)的影响。
（a）每日自愿接种疫苗人数动态。（b）每日感染人数动态

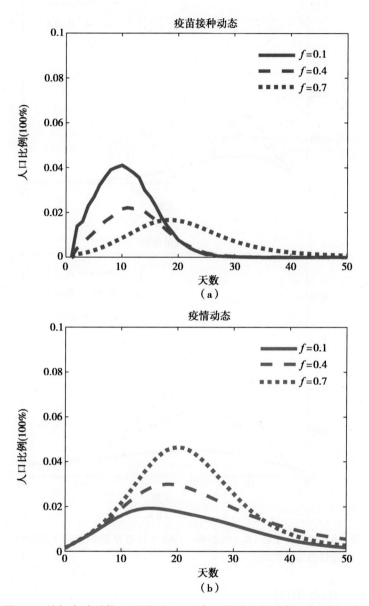

图 6-7 认知衰减系数(f)的影响。(a)每日接种人数动态。(b)每日感染人数动态

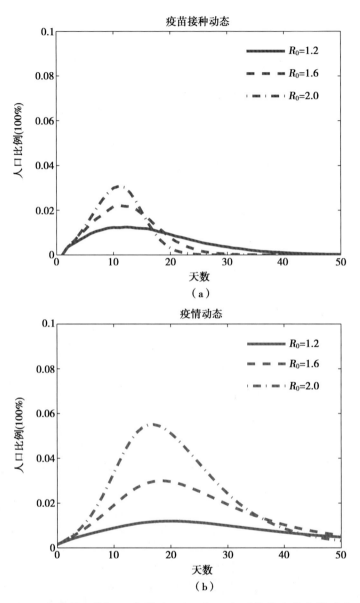

图 6-8　疾病再生数（R_0）的影响。（a）每日自愿接种疫苗人数动态。
（b）每日感染人数动态

6.4　补充说明

　　众所周知,人们对传染病的认知会影响他们的日常行为。例如,意识到传染病感染风险的人可能会采取措施降低自身感染的可能性或远离身边其他人以保护自己[175,176]。在疫苗接种方面,疫苗不良反应案例相关报道的传播,会影响人们对疾病严重性和疫苗安全性的认识,从而有可能改变他们的疫苗接种决策。

作为前几章研究内容的拓展,在本章中我们在建模过程中进一步考虑了"置信度"这一概念。在我们的模型中,我们将个人对疾病严重性和疫苗安全性的主观认知与人群整体患病人数和自愿接种疫苗人数的动态变化联系起来,从而探索认知传播带来的影响。与现有基于置信度的研究(例如 Coelho 等的研究[177])不同,我们对个人的置信度更新进行了刻画,因为在社交网络中认知是会传播的。基于此,我们可以具体刻画以下真实情况:一个人从在线社交媒体上了解了一些关于疾病和疫苗的信息,并同时参考其身边其他人的看法决定自己是否要接种疫苗。此外,我们还引入了除"接受疫苗接种"和"拒绝疫苗接种"以外的第 3 种决策状态,即"尚未确定"。总而言之,我们实际上使用了一个扩展的 DST(extended DST)来表征个人在上述不确定性存在时的置信度更新过程。

我们这项工作的特色在于通过建模计算表征了认知传播的影响(effect of the spread of awareness),这对于理解人们决定是否接种疫苗的过程和提高相应接种计划的有效性有一定的实际意义。在现代社会中,越来越多的人在社交媒体上获取和分享与疾病和疫苗相关的信息[178]。这表明现代人在线交流和实时跟踪流行病相关事件的意识变强了,例如,人们会通过在线搜索引擎(search engines)查询流感大流行的相关新闻[179]。Salathe 等收集了很多 Twitter 用户的更新,来评估公众对一种新型疫苗的情绪[180]。Henrich 等利用从 CBC、Vancouver Sun 和 Global and Mail 网站获得的在线评论来捕捉公众对 H1N1 疫苗的态度[181]。因此,在线社交媒体确实是获取实时数据以及评估公众对疾病和疫苗的看法的重要途径之一。此外,上述这些数据也可以用于评估公众对未来疫苗接种计划的接受程度。从而公共卫生部门可以依此提前制订计划,来进一步提高疫苗接种计划的有效性。

综上,我们基于前几章的工作,进一步设计了一个将认知传播与基于置信度的决策相结合的模型框架。需要指出的是,模拟实验结果可能取决于我们示例中使用的社交网络(类似 Facebook 的在线社区)。另外,在我们的模型中,我们假设,认知传播仅发生于社交网络上有联系的人之间。我们没有考虑公共媒体的全局效应。因此,通过进一步考虑全局认知传播来扩展当前的模型也许会是一个有意义的研究方向。

6.5 总结

在本章中,为了更全面地理解个人的疫苗接种决策,我们研究了有关疫苗和疾病的认知传播影响人们决定是否接种疫苗的过程。我们认为,社交媒体上传播的认知会影响人们对疾病严重性和疫苗安全性的看法。因此,在建模时,我们以一个人接受、拒绝或尚未决定接种疫苗的形式对疫苗接种决策进行了表征,并进一步将他们与一组分别表示是、否和不确定的置信度联系起来。此外,我们扩展了传统 DST,并将其用于更新置信度。最后,我们通过一系列的模拟实验研究了 2009 年 H1N1 流感疫苗在香港的接种情况。我们考虑了 3 个影响人们决定是否接种疫苗的重要因素,分别是:①不良事件的相关报道;②认知衰减系数;③疾病再生数。最终,我们通过观察整体疫苗接种人数以及人们接种疫苗的时间,评估了社交媒体的认知传播效应对人们疫苗接种决策的影响。

6.6 思考题

课后简答题

(1) 请分析贝叶斯概率决策和 Dempster-Shafer 决策的不同之处。

(2) 对于采用 Dempster-Shafer 理论决策模型,初始状态将如何影响最终的群体决策收敛点?

(3) 在其他条件保持不变的前提下,采用不确定性决策模型,将对最终的群体决策结果产生哪几个方面的影响?

研究思考题

(4) 个体对疫苗风险和效用的主观认知决定了个体的接种偏好。本章中使用了 Dempster-Shafer 理论刻画了个体的不确定性状态。作为一种不确定推理方法,Dempster-Shafer 理论有何优点?

(5) 讨论:怎样将 Dempster-Shafer 理论与博弈论模型相结合,提出融合不确定性信息的演化接种博弈模型?

场景应用题

(6) 请仿照书中所讨论的流感案例研究,将该章所述方法运用于分析新冠肺炎疫情中社交媒体对决策的影响,并比较两种场景的异同。

7 系统流行病学框架

在前几章中,我们提及了很多用于流行病学研究的新方法。在这个过程中,我们首先要对真实世界中一个尚未解决的传染病问题进行经验观察(empirical observations),随后我们会对问题进行抽象和建模,并根据真实世界的数据设置模型的参数,然后再对潜在的相关风险因素进行定量分析,最后我们会评估模型给现实世界社会层面和个人层面所带来的启示。

在本章中,我们将进一步提出系统流行病学的框架与系统建模四步法(建模—具化—推理—实践)以概括上述过程。在这里,我们正式提出系统流行病学的概念,该术语也涵盖了流行病学中最新的方法论进展[182]。

7.1 流行病学中的系统思维

首先,我们必须明确什么是系统流行病学,以及系统如何与流行病学相关联。这些关键问题可以在下面我们对系统思维(systems thinking)的讲述中得到解答。

系统思维是一种哲学和方法论的视角(philosophical and methodological perspective),它沿用了系统论(systems theory)的基本概念,将系统看作多个组件之间以及它们与所在环境之间的相互作用关系[183,184]。正如Maani 等[185]所提到的,系统思维强调两个基本概念,复杂性(complexity)和整体性(entirety)。系统复杂性是由集成组件的结构产生的,即各部分组件是如何组织的,以及如何与其他组件和环境交互的。系统整体性是指系统作为一个整体的动态行为,也就是说,一个由相互作用的多个组件形成的复杂系统(complex system)如何在系统级别表现出其独特属性(emergent properties),而不是其基本组件的简单行为聚合。

系统思维为我们研究传染病传播过程提供了一个新颖的综合性视角:它将传染病传播过程看作一个系统,因此其具有结构复杂性(structural complexity)和行为整体性(behavioral entirety)。该系统的组成部分包括引起疾病的病原体或寄生虫、动物或媒介物种、人口及其所在的自然、社会和行为环境。系统各组成部分之间会存在相互作用,例如病原体或寄生虫在动物、病媒生物或人群中具有感染和传播的能力。此外,各组成部分对潜在环境变化的反应就是其与环境的相互作用关系,例如,耐药性会导致病原体或寄生虫的基因突变、气候变化会导致动物/病媒种群数量的波动以及人们的行为变化会受到社会经济条件的影响。因此,该系统的突发行为(emergent behaviors),即新发和再发传染病,取决于所有组成部分的综合效应,包括病原体的演变、人兽共患媒介暴露、环境变化和人类行为。

　　基于上文提及的系统思维,传染病的研究可以跳脱出那些通常受学科思维限制的传统方法,如针对疾病暴发或病原体的统计分析和研究。实际上,我们可以将制订对抗传染病的干预措施理解为设计相应方案以改变系统的突发行为,通过跨学科方法(interdisciplinary methods)来解决系统的复杂性问题。为此,我们迫切需要总结一套包含系统思维的建模和分析方法论,流行病学研究者们也可以依此进一步制订和部署更有效的干预措施。

7.2　系统建模原理

　　复杂系统方法是一种整体方法,旨在根据系统的复杂性对系统突发性行为进行建模、刻画、解释和预测。然而,这种复杂性是很难用传统的自顶向下的还原论方法(top-down reductionist approaches)推导或计算的[186,187]。正如 Liu[188]所述,这种方法需要特别关注以下 3 个目标:

- **系统建模**(systems modeling)
  系统建模可以为我们提供一个建模蓝图,它是对真实世界的观察进行抽象所得到的数学或计算表达式。系统建模会鉴别、抽象和再现某些观察结果,这是我们探索系统和解决问题的起点。在系统建模中,模型的基本组件(也称为实体)是复杂系统的基本组成部分。它们基于某些预定义或已知的机制或原则,直接或间接地相互作用于它们自己及其所处的环境。例如,在基于网络的疾病模型(network-based disease model)中,节点代表个体,而边代表疾病传播途径。疾病可以通过网络从一个节点传播到另一个节点[189]。此外,实体与其所在的局部/全局环境之间存在相互联系,也正因为这种关系的存在,复杂系统才是一个整体,才能在不同的尺度上展示出结构和行为复杂性(structural and behavioral complexity)。我们所说的传染病动态传播,就是一种系统突发事件,它是由一组实体在多尺度(multiple scales)上相互耦合并动态变化而产生的系统层面的模式和规律(regularities)。

- **系统探索**(systems exploration)
  系统探索为我们带来了一套理解复杂系统运作机制(operating mechanisms)的分析工具,并进一步对所观察到系统的动态进行解释和预测。为了揭示我们所观测到的系统动态其背后机制,我们通常会对系统进行建模来描述或模拟其真实状态。例如,我们可以使用 SIR 模型来描述疾病在人群中的动态传播。然后,我们通过对比真实世界的观测数据和模拟结果,得到反馈,进而可以对系统建模设计和交互机制进行微调。具体而言,我们会通过改变相关模型参数来调整系统实体的结构和行为。例如,当我们需要考虑疾病潜伏期时,SIR 模型可以通过增加一个角色 E(在潜伏期的暴露者)变为 SEIR 模型。

- **问题求解**(problem solving)
  问题求解强调的是复杂系统方法(complex systems approach)能够独立地为当前问题找到灵活的解决方案。我们解决问题的最终目标通常是开发一组分析算法(analytical algorithms),它们可以针对不同的应用领域问题灵活调整自身参数,以适应不同场景。例如,自适应进化算法可用于自动调整与开发系统或操作机制相关的参数;约束优化算法(constrained optimization algorithms)则致力于寻找资源分配的最优解。

  复杂系统方法不仅可以用于建立一个建模框架,来表征和分析真实世界的观测数据(即数学和计算模型),还可以揭示复杂系统背后的潜在机制。问题求解则是将系统建模和探索在不同领域进行灵活运用。

7.3 系统建模四步法

在疾控方面,复杂系统的方法可以帮助我们从系统层面了解传染病及其传播的组织架构,用因果关系和影响疾病流行的因素来揭示疾病发生的时空分布,以及制订更有效的疾控方案来更好地遏制和根除这些疾病。

图 7-1 概述了将复杂系统方法应用于传染病流行病学研究的系统建模四步法(建模—具化—推理—实践)。

- **建模:模型须由具体问题所引出**(problem-driven conceptual modeling)
  首先,我们需要将流行病学领域的现实问题转化为理论或计算领域的概念模型,这一步骤的目的是描述传染病传播系统的组成部分,影响因素及其内部的相互作用关系。

- **具化:模型须与现实数据相吻合**(data-oriented real-world grounding)
  这一步骤通过调整和校准模型参数,使现实世界的观测数据与其对应的概念模型设计不断接近乃至吻合。

- **推理:分析推理须与目标相一致**(goal-directed analytical inference)
  这一步骤用于进一步推进分析方法和解决方案设计,以解决疾病监测

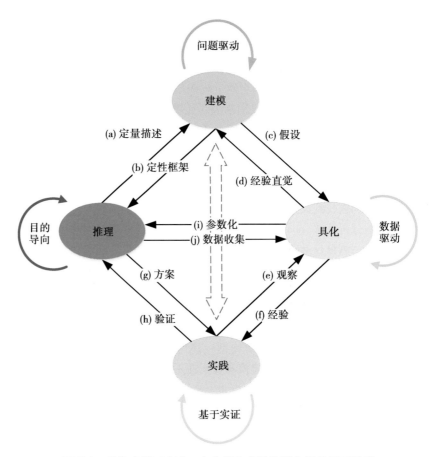

图 7-1   系统建模四步法。方向箭头表示步骤之间的相互关系

和控制的具体现实任务;也就是说,为满足特定的目标而找到合适的
方法和解决方案。

- **实践:实践是检验真理的唯一标准(evidence-based practice)**
  这一步骤旨在完成对方法的实施、验证和改进,并架起理论/计算分析
  与现实世界的桥梁。

  具体而言,概念性建模(conceptual modeling)是在建立可以用来描述
现实世界问题的传染病系统理论或计算原型。例如,由节点及其之间的
连边构成的网络,可以被用来描述具有不同扩散(diffusion)路径的传染
病的动态[190-192]。
  基于人们对传染病和相关影响因素的现有理解、理论与经验知识,
数学和计算模型通常被当成可以再现疾病动态的概念框架。举例来讲,
仓室模型可以描述几个宿主种群之间的疾病动态,例如流感[193]。再比
如,网络模型或基于局部群体的模型则能够对人类迁移所导致的疾病传

播进行建模,如偏远或跨境地区的疟疾病例输入[71,194,195]。因此,我们进行模型选择时需要参考流行病学问题的具体特征。

可以看出,在使用概念性建模对传染病的运行机制进行简化和抽象的过程中,我们需要基于一些既定假设来收集数据(图7-1中的c)。此外,概念性建模还为分析推理方法(inference methods)建立了理论或计算框架(b)。在解决现实世界的问题之前,我们通常会收集和分析来自众多数据源的数据,旨在更全面地从不同学科的视角理解真实世界传染病系统结构的相互关系和行为机制(behavioral mechanisms)。例如,在流感病例相关研究中,人类宿主人群(human host population)的人口概况和接触结构可用于模拟不同人群之间的疾病传播[196,197]。再比如,在研究疟疾时,我们可以从各种数据源确定各地区的降雨和温度等环境因素(environmental factors),并将其代入因果模型(causal model),来分析病媒种群(disease vector population)的影响随时间的变化[198]。

如果我们可以使得模型与现实数据相吻合,它将:①反哺概念性建模,为其提供直观上的经验(d);②生成符合实际的规则,以指导传染病控制措施的实施(f);③帮助确定推理算法中的参数变量(i)。在确保模型与现实数据相吻合时,我们实质上是在大数据中完成跨领域数据融合(data-fusion)和知识发现(knowledge discovery)的工作。以相关研究为例,根据中国云南省62个乡镇报告的疟疾感染病例,可以推断间日疟的潜在传播网络(transmission networks),从而准确预测当地疟疾的空间传播模式,进而为公共卫生决策者提供决策支持[199]。再比如,可以通过收集和利用鸟类迁徙和家禽分布的数据来评估H7N9感染的潜在风险[200]。

有了模型和数据的支持,分析推理这一步骤就可以为我们带来针对具体问题的一系列解决方案。这些方案可以作为分析工具来解决在概念性建模步骤中所面对的现实问题。在疾病主动监测和控制(active surveillance and control)方面,预期情况(目标)与当前情况(现状)之间往往会存在差距,因此我们需要运用推理方法来寻找改进方案。此外,分析推理也可以对概念性建模(a)进行定量描述。最后,分析推理能够为传染病防控提供切实的解决方案(g),以及指导相关人员进行有效的数据收集(j)。例如,网络推理(network inference)方法可用于分析登革热传播的时空模式[201],揭示H7N9禽流感的关键鸟类种类及其地理分布(geographic hotspots)[202]。泊松回归(Poisson regression)方法可以通过整合内部、外部环境和社会影响因素来完成流行病预测[203]。组稀疏贝叶斯学习(group sparse Bayesian learning)和强化学习(reinforcement learning)方法可以实现传染病的主动监测[204,205]。

循证实践是指在传染病监测和控制的实践中应用和验证已制订的解决方案。这一步骤的目标有两个:①指导疾病控制和预防的实施(e);②验证和改进我们的分析方法(h)。例如,对疾病进行干预和监测的规划可以帮助公共卫生部门了解如何将其非常有限的资源分配到高度优先的地区,从而最大限度地提高主动监测的效率[55,206]。再比如,风险排序(risk ranking)方法可以帮助人们判断偏远或跨界地区各个村庄之间疟疾传播的相对风险[198,207]。同时,随着数据的不断积累和更新,风险排序的结果也会更加精准可靠[208]。

另一方面,实地研究的反馈也有助于验证分析结果,并确定所选择的模型和采用的推理方法是否真正符合实际场景,从而解决现实世界的问题。换句话说,理论研究可以指引传染病防控的实践;反过来,实践探索将进一步检验、优化与深化我们的理论模型与方法[209]。

7.4　系统流行病学前瞻

系统流行病学研究是跨学科的工作,它有助于人们对疾病及其防控策略进行更深入地理解。如前文所述,它将使我们能够由具体问题引出模型、使模型与现实数据相吻合、使分析推理过程与研究目标相呼应以及更加有理有据地评估模型,从而完成全面的流行病学调研(epidemiological inquiries)。这个过程中的所有步骤相辅相成,缺一不可;这些步骤之间的有机结合也使得我们对研究问题的理解不断深入并趋于真实。与此同时,新兴计算建模和分析工具的迅速出现以及人工智能技术的日益革新也将有力推动该领域的全面发展。

让我们共同迎接并迈入属于系统流行病学的新时代!

7.5　思考题

课后简答题

(1) 请说出系统流行病学与全健康理念的联系与区别。

研究思考题

(2) 如何运用系统论分析方法构建人-动物-环境的传染病传播扩散模型?

场景应用题

(3) 思考运用控制论分析方法重构传染病防治手段,并优化改善其效能。并以新冠肺炎、疟疾、流感为例,试分析你所使用方法的优缺点。

参考文献

1. Last JM, Harris SS, Thuriaux MC, et al. A Dictionary of Epidemiology. New York: Oxford University Press; 2014.
2. MacMahon B, Trichopoulos D. Epidemiology: Principles and Methods. Philadelphia: Lippincott Williams and Wilkins; 1997.
3. Merrill RM. Introduction to Epidemiology. Burlington: Jones and Bartlett Learning; 2015.
4. Rothman KJ. Lessons from John Graunt. Lancet. 1996;347(8993):37–9. https://doi.org/10.1016/S0140-6736(96)91562-7.
5. Koutouvidis N, Marketos S, Beveridge A. The contribution of Thomas Sydenham (1624-1689) to the evolution of psychiatry. Hist Psychiatry. 1995;6(24):513–20. https://doi.org/10.1177/0957154X9500602408.
6. Cameron D, Jones IG. John Snow, the broad street pump and modern epidemiology. Int J Epidemiol. 1983;12(4):393–96. https://doi.org/10.1093/ije/12.4.393.
7. Smith DL, Battle KE, Hay SI, et al. Ross, Macdonald, and a theory for the dynamics and control of mosquito-transmitted pathogens. PLoS Pathog. 2012;8(4):e1002588. https://doi.org/10.1371/journal.ppat.1002588.
8. Zadoks J. Methodology of epidemiological research. Ann Rev Phytopathol. 1972;10(1):253–76. https://doi.org/10.1146/annurev.py.10.090172.001345.
9. Rothman KJ, Greenland S, Lash TL. Modern Epidemiology. Philadelphia: Lippincott Williams & Wilkins; 2008.
10. Miettinen OS. Theoretical Epidemiology: Principles of Occurrence Research in Medicine. Wiley: New York; 1985
11. Marathe M, Vullikanti AKS. Computational epidemiology. Commun ACM. 2013;56(7):88-96. https://doi.org/10.1145/2483852.2483871.
12. Morse SS, Mazet JA, Woolhouse M, et al. Prediction and prevention of the next pandemic zoonosis. Lancet. 2012;380(9857):1956–65. https://doi.org/10.1016/s0140-6736(12)61684-5.
13. Morens DM, Folkers GK, Fauci AS. The challenge of emerging and re-emerging infectious diseases. Nature. 2004;430(6996):242. https://doi.org/10.1038/nature02759.
14. Fauci AS, Morens DM. The perpetual challenge of infectious diseases. N Engl J Med. 2012;366(5):454–61. https://doi.org/10.1056/NEJMc1204960SA2.
15. Protopopoff N, Van Bortel W, Speybroeck N, et al. Ranking malaria risk factors to guide malaria control efforts in African highlands. PLoS One. 2009;4(11):e8022. https://doi.org/10.1371/journal.pone.0008022.
16. Flahault A, Zylberman P. Influenza pandemics: Past, present and future challenges. Public Health Rev. 2010;32(1):319–40. https://doi.org/10.1007/BF03391605.
17. Pearce N, Merletti F. Complexity, simplicity, and epidemiology. Int J Epidemiol. 2006;35(3):515–9. https://doi.org/10.1093/ije/dyi322.
18. Wu JT, Leung K, Leung GM. Nowcasting and forecasting the potential domestic and international spread of the 2019-nCoV outbreak originating in Wuhan, China: A modelling study. Lancet. 2020;395(10225):689–97. https://doi.org/10.1016/S0140-6736(20)30260-9.
19. Ferguson HM, Dornhaus A, Beeche A, et al. Ecology: A prerequisite for malaria elimination and eradication. PLoS Med. 2010;7(8):e1000303. https://doi.org/10.1371/journal.pmed.1000303.
20. Martens P, Hall L. Malaria on the move: Human population movement and malaria transmission. Emerg Infect Dis. 2000;6(2):103. https://doi.org/10.3201/eid0602.000202.
21. Mooney SJ, Westreich DJ, El-Sayed AM. Epidemiology in the era of big data. Epidemiology.

2015;26(3):390. https://doi.org/10.1097/EDE.0000000000000274.

22. Hay SI, George DB, Moyes CL, et al. Big data opportunities for global infectious disease surveillance. PLoS Med. 2013;10(4):e1001413. https://doi.org/10.1371/journal.pmed.1001413.

23. Lobitz B, Beck L, Huq A, et al. Climate and infectious disease: Use of remote sensing for detection of Vibrio cholerae by indirect measurement. Proc Natl Acad Sci. 2000;97(4):1438–43. https://doi.org/10.1073/pnas.97.4.1438.

24. Brooker S, Michael E. The potential of geographical information systems and remote sensing in the epidemiology and control of human helminth infections. Adv Parasitol. 2000;47:245–88. https://doi.org/10.1016/S0065-308X(00)47011-9.

25. Cook S, Conrad C, Fowlkes AL, et al. Assessing Google flu trends performance in the United States during the 2009 influenza virus A (H1N1) pandemic. PLoS One. 2011;6(8):e23610. https://doi.org/10.1371/journal.pone.0023610.

26. Althouse BM, Ng YY, Cummings DA. Prediction of dengue incidence using search query surveillance. PLoS Negl Trop Dis. 2011;5(8):e1258. https://doi.org/10.1371/journal.pntd.0001258.

27. Longini IM, Nizam A, Xu S, et al. Containing pandemic influenza at the source. Science. 2005;309(5737):1083–7. https://doi.org/10.1126/science.1115717.

28. Ferguson NM, Cummings DA, Cauchemez S, et al. Strategies for containing an emerging influenza pandemic in Southeast Asia. Nature. 2005;437(7056):209–14. https://doi.org/10.1038/nature04017.

29. Ferguson NM, Cummings DA, Fraser C, et al. Strategies for mitigating an influenza pandemic. Nature. 2006;442(7101):448–52. https://doi.org/10.1038/nature04795.

30. Cauchemez S, Valleron AJ, Boelle PY, et al. Estimating the impact of school closure on influenza transmission from Sentinel data. Nature. 2008;452(7188):750–4. https://doi.org/10.1038/nature06732.

31. Wu JT, Cowling BJ, Lau EHY, et al. School closure and mitigation of pandemic (H1N1) 2009, Hong Kong. Emerg Infect Dis. 2010;16(3):538–41. https://doi.org/10.3201/eid1603.091216.

32. Fine PE. Herd immunity: History, theory, practice. Epidemiol Rev. 1993;15(2):265–302. https://doi.org/10.1093/oxfordjournals.epirev.a036121.

33. Zimmer SM, Burke DS. Historical perspective - emergence of influenza A (H1N1) viruses. N Engl J Med. 2009;361(3):279–85. https://doi.org/10.1056/NEJMra0904322.

34. Hay AJ, Gregory V, Douglas AR, et al. The evolution of human influenza viruses. Philos Trans R Soc Lond B Biol Sci. 2001;356(1416):1861–70. https://doi.org/10.1098/rstb.2001.0999.

35. Partridge J, Kieny MP, World Health Organization H1N1 Influenza Vaccine Task Force. Global production of seasonal and pandemic (H1N1) influenza vaccines in 2009-2010 and comparison with previous estimates and global action plan targets. Vaccine. 2010;28(30):4709–12. https://doi.org/10.1016/j.vaccine.2010.04.083.

36. Oshitani H, Kamigaki T, Suzuki A. Major issues and challenges of influenza pandemic preparedness in developing countries. Emerg Infect Dis. 2008;14(6):875. https://doi.org/10.3201/eid1406.070839.

37. World Health Organization. WHO guidelines on the use of vaccines and antivirals during influenza pandemics; 2004. Accessed 10 Aug 2004. Website, Available from: http://www.who.int/csr/resources/publications/influenza/WHO_CDS_CSR_RMD_2004_8/en/index.html.

38. Gangarosa EJ, Galazka A, Wolfe C, et al. Impact of anti-vaccine movements on pertussis control: The untold story. Lancet. 1998;351(9099):356–61. https://doi.org/10.1109/4.772418.

39. Roberts RJ, Sandifer QD, Evans MR, et al. Reasons for non-uptake of measles, mumps, and rubella catch up immunisation in a measles epidemic and side effects of the vaccine. Br Med J. 1995;310(6995):1629–39. https://doi.org/10.1136/BMJ.310.6995.1629.

40. Anderson P. Another media scare about MMR vaccine hits Britain. Br Med J. 1999;318(7198):1578. https://doi.org/10.1136/BMJ.318.7198.1578.

41. Poland GA, Jacobson RM. Understanding those who do not understand: A brief review of the anti-vaccine movement. Vaccine. 2001;19(17-19):2440–5. https://doi.org/10.1016/S0264-410X(00)00469-2.

42. Hobson-West P. 'Trusting blindly can be the biggest risk of all': Organised resistance to childhood vaccination in the UK. Sociol Health Illn. 2007;29(2):198–215. https://doi.org/10.1111/j.1467-9566.2007.00544x.

43. Jansen VA, Stollenwerk N, Jensen HJ, et al. Measles outbreaks in a population with declining vaccine uptake. Science. 2003;301(5634):804. https://doi.org/10.1126/science.1086726.

44. Poland GA, Jacobson RM. The age-old struggle against the antivaccinationists. N Engl J Med. 2011;364(2):97–9. https://doi.org/10.1056/NEJMp1010594.

45. Streefland PH. Public doubts about vaccination safety and resistance against vaccination. Health Policy. 2001;55(3):159–72. https://doi.org/10.1016/S0168-8510(00)00132-9.

46. Freed GL, Clark SJ, Hibbs BF, et al. Parental vaccine safety concerns: The experiences of pediatricians and family physicians. Am J Prev Med. 2004;26(1):11–4. https://doi.org/10.1016/j.amepre.2003.09.004.

47. Bauch CT, Galvani AP, Earn DJD. Group interest versus self-interest in smallpox vaccination policy. Proc Natl Acad Sci. 2003;100(18):10564–7. https://doi.org/10.1073/pnas.1731324100.

48. Galvani AP, Reluga TC, Chapman GB. Long-standing influenza vaccination policy is in accord with individual self-interest but not with the utilitarian optimum. Proc Natl Acad Sci. 2007;104(13):5692–7. https://doi.org/10.1073/pnas.0606774104.

49. Jadhav SS, Gautam M, Gairola S. Emerging markets and emerging needs: Developing countries vaccine manufacturers' perspective and its current status. Biologicals. 2009;37(3):165–8. https://doi.org/10.1016/j.biologicals.2009.02.009.

50. Friede M, Palkonyay L, Alfonso C, et al. WHO initiative to increase global and equitable access to influenza vaccine in the event of a pandemic: Supporting developing country production capacity through technology transfer. Vaccine. 2011;29(S1):A2–7. https://doi.org/10.1016/j.vaccine.2011.02.079.

51. Keelan J, Pavri V, Balakrishnan R, et al. An analysis of the human papilloma virus vaccine debate on MySpace blogs. Vaccine. 2010;28(6):1535–40. https://doi.org/10.1016/j.vaccine.2009.11.060.

52. Liu Y, Gu Z, Xia S, et al. What are the underlying transmission patterns of COVID-19 Outbreak? An age-specific social contact characterization. EClinicalMedicine. 2020;100354. https://doi.org/10.1016/j.eclinm.2020.100354.

53. Xia S, Liu J. A computational approach to characterizing the impact of social influence on individuals' vaccination decision making. PLoS One. 2013;8(4):e60373. https://doi.org/10.1371/journal.pone.0060373.

54. Xia S, Liu J. A belief-based model for characterizing the spread of awareness and its impacts on individuals' vaccination decisions. J R Soc Interface. 2014;11(94):20140013. https://doi.org/10.1098/rsif.2014.0013.

55. Xia S, Liu J, Cheung W. Identifying the relative priorities of subpopulations for containing infectious disease spread. PLoS One. 2013;8(6):e65271. https://doi.org/10.1371/journal.pone.0065271.

56. Hethcote HW. The mathematics of infectious diseases. SIAM Rev. 2000;42(4):599–653. https://doi.org/10.1137/S0036144500371907.

57. Keeling MJ, Rohani P. Modeling Infectious Diseases in Humans and Animals. Princeton: Princeton University Press; 2011.

58. Edmunds WJ, O'callaghan C, Nokes D. Who mixes with whom? A method to determine the contact patterns of adults that may lead to the spread of airborne infections. Proc R Soc B Biol Sci. 1997;264(1384):949–57. https://doi.org/10.1098/rspb.1997.0131.

59. Diekmann O, Heesterbeek JAP, Metz JA. On the definition and the computation of the basic reproduction ratio R_0 in models for infectious diseases in heterogeneous populations. J Math Biol. 1990;28(4):365–82. https://doi.org/10.1007/BF00178324.

60. Heesterbeek JAP. A brief history of R_0 and a recipe for its calculation. Math Philos Found Biol Biomed Science. 2002;50(3):189–204. https://doi.org/10.1023/A:1016599411804.

61. Bailey NT. The Mathematical Theory of Infectious Diseases and Its Applications. London: Griffin; 1975.

62. Anderson RM, May RM. Infectious Diseases of Humans: Dynamics and Control. New York: Oxford University Press; 1992.

63. Coburn BJ, Wagner BG, Blower S. Modeling influenza epidemics and pandemics: Insights into the future of swine flu (H1N1). BMC Med. 2009;7(1):30. https://doi.org/10.1186/1741-7015-7-30.

64. Keeling MJ, Grenfell BT. Understanding the persistence of measles: Reconciling theory, simulation and observation. Proc R Soc B Biol Sci. 2002;269(1489):335–43. https://doi.org/10.1098/rspb.2001.1898.

65. Keeling MJ, Eames KT. Networks and epidemic models. J R Soc Interface. 2005;2(4):295–307. https://doi.org/10.1098/rsif.2005.0051.

66. Keeling M. The implications of network structure for epidemic dynamics. Theor Popul Biol. 2005;67(1):1–8. https://doi.org/10.1016/j.tpb.2004.08.002.

67. Tan Q, Liu Y, Liu J. Motif-aware diffusion network inference. Int J Data Sci Anal. 2018;1–13.

https://doi.org/10.1007/978-3-319-93040-4_50.

68. Dangerfield CE, Ross JV, Keeling MJ. Integrating stochasticity and network structure into an epidemic model. J R Soc Interface. 2008;6(38):761–774. https://doi.org/10.1098/rsif.2008.0410.

69. Salathe M, Kazandjieva M, Lee JW, et al. A high-resolution human contact network for infectious disease transmission. Proc Natl Acad Sci. 2010;107(51):22020–5. https://doi.org/10.1073/pnas.1009094108.

70. Grenfell B, Harwood J. (Meta) population dynamics of infectious diseases. Trends Ecol Evol. 1997;12(10):395–9. https://doi.org/10.1088/0034-4885/77/2/026602.

71. Yang X, Liu J, Cheung WKW, et al. Inferring metapopulation based disease transmission networks. In: 18th Pacific-Asia Conference on Knowledge Discovery and Data Mining. Berlin: Springer; 2014. p. 385–99.

72. Lloyd-Smith JO, Schreiber SJ, Kopp PE, et al. Superspreading and the effect of individual variation on disease emergence. Nature. 2005;438(7066):355–9. https://doi.org/10.1038/nature0415.

73. Dushoff J, Plotkin JB, Viboud C, et al. Vaccinating to protect a vulnerable subpopulation. PLoS Med. 2007;4(5):e174. https://doi.org/10.1371/journal.pmed.0040174.

74. Wallinga J, Edmunds WJ, Kretzschmar M. Perspective: Human contact patterns and the spread of airborne infectious diseases. Trends Microbiol. 1999;7(9):372–7. https://doi.org/10.1016/S0966-842X(99)01546-2.

75. Stehle J, Voirin N, Barrat A, et al. High-resolution measurements of face-to-face contact patterns in a primary school. PLoS One. 2011;6(8):e23176. https://doi.org/10.1371/journal.pone.0023176.

76. Haydon DT, Chase-Topping M, Shaw D, et al. The construction and analysis of epidemic trees with reference to the 2001 UK foot-and-mouth outbreak. Proc R Soc B Biol Sci. 2003;270(1511):121–7. https://doi.org/10.1098/rspb.2002.2191.

77. Riley S, Fraser C, Donnelly CA, et al. Transmission dynamics of the etiological agent of SARS in Hong Kong: Impact of public health interventions. Science. 2003;300(5627):1961–6. https://doi.org/10.1126/science.1086478.

78. Eames KT, Keeling MJ. Contact tracing and disease control. Proc R Soc B Biol Sci. 2003;270(1533):2565–71. https://doi.org/10.1098/rspb.2003.2554.

79. Bearman PS, Moody J, Stovel K. Chains of affection: The structure of adolescent romantic and sexual networks. Sci Eng Ethics. 2004;110(1):44–91.

80. De P, Singh AE, Wong T, et al. Sexual network analysis of a gonorrhoea outbreak. Sex Transm Infect. 2004;80(4):280–5. https://doi.org/10.1136/sti.2003.007187.

81. Lalvani A, Pathan AA, Durkan H, et al. Enhanced contact tracing and spatial tracking of Mycobacterium tuberculosis infection by enumeration of antigen-specific T cells. Lancet. 2001;357(9273):2017–21. https://doi.org/10.1016/S0140-6736(00)05115-1.

82. Eichner M. Case isolation and contact tracing can prevent the spread of smallpox. Am J Epidemiol. 2003;158(2):118–128. https://doi.org/10.1093/aje/kwg104.

83. Mossong J, Hens N, Jit M, et al. Social contacts and mixing patterns relevant to the spread of infectious diseases. PLoS Med. 2008;5(3):e74. https://doi.org/10.1371/journal.pmed.0050074.

84. Read JM, Eames KT, Edmunds WJ. Dynamic social networks and the implications for the spread of infectious disease. J R Soc Interface. 2008;5(26):1001–7. https://doi.org/10.1098/rsif.2008.0013.

85. Hens N, Goeyvaerts N, Aerts M, et al. Mining social mixing patterns for infectious disease models based on a two-day population survey in Belgium. BMC Infect Dis. 2009;9(1):5. https://doi.org/10.1186/1471-2334-9-5.

86. Doherty IA, Padian NS, Marlow C, et al. Determinants and consequences of sexual networks as they affect the spread of sexually transmitted infections. J Infect Dis. 2005;191 Suppl 1:S42–54. https://doi.org/10.1086/425277.

87. Liljeros F, Edling CR, Amaral LAN. Sexual networks: Implications for the transmission of sexually transmitted infections. Microbes Infect. 2003;5(2):189–96. https://doi.org/10.1016/s1286-4579(02)00058-8.

88. Potterat J, Phillips-Plummer L, Muth S, et al. Risk network structure in the early epidemic phase of HIV transmission in Colorado Springs. Sex Transm Dis. 2002;78 Suppl 1:i159–63. https://doi.org/10.1136/sti.78.suppl1.i159.

89. Yu Z, Liu J, Zhu X. Inferring a district-based hierarchical structure of social contacts from census data. PLoS One. 2015;10(2):e0118085. https://doi.org/10.1371/journal.pone.0118085.

90. Halloran ME, Longini IM, Nizam A, et al. Containing bioterrorist smallpox. Science.

2002;298(5597):1428–32. https://doi.org/10.1126/science.1074674.

91. Meyers LA, Pourbohloul B, Newman ME, et al. Network theory and SARS: Predicting outbreak diversity. J Theor Biol. 2005;232(1):71–81. https://doi.org/10.1016/j.jtbi.2004.07. 026.

92. Eubank S, Guclu H, Kumar VA, et al. Modelling disease outbreaks in realistic urban social networks. Nature. 2004;429(6988):180–4. https://doi.org/doi:10.1038/nature02541.

93. Eubank S, Kumar VA, Marathe MV, et al. Structure of social contact networks and their impact on epidemics. DIMACS Ser Discrete Math Theor Comput Sci. 2006;70:181–214. https://doi.org/10.1090/dimacs/070/09.

94. The Hong Kong Government. 1st H1N1 case confirmed in HK; 2009. Accessed 1 May 2009. Website, Available from: https://www.news.gov.hk/isd/ebulletin/en/category/ healthandcommunity/090501/html/090501en05004.htm.

95. Center for Health Protection. Summary report on the surveillance of adverse events following HSI immunisation and expert group's comment on the safety of HSI vaccine in Hong Kong; 2010. Accessed 1 April 2011. Website, Available from: http://www.chp.gov.hk/files/pdf/hsi_ vaccine_aefi_report_en.pdf.

96. Center for Health Protection. Swine and seasonal flu monitor; 2010. Accessed 1 Oct 2010. Website, Available from: https://www.chp.gov.hk/files/pdf/ssfm_26_11_09.pdf.

97. Census and Statistics Department of the Hong Kong Government. 2011 Hong Kong population census; 2011. Accessed 1 April 2020. Website, Available from: http://www.census2011. gov.hk.

98. Kwok KO, Leung GM, Riley S. Modelling the proportion of influenza infections within households during pandemic and non-pandemic years. PLoS One. 2011;6(7):e22089. https:// doi.org/10.1371/journal.pone.0022089.

99. Fumanelli L, Ajelli M, Manfredi P, et al. Inferring the structure of social contacts from demographic data in the analysis of infectious diseases spread. PLoS Comput Biol. 2012;8(9):e1002673. https://doi.org/10.1371/journal.pcbi.1002673.

100. Merler S, Ajelli M, Pugliese A, et al. Determinants of the spatiotemporal dynamics of the 2009 H1N1 pandemic in Europe: Implications for real-time modelling. PLoS Comput Biol. 2011;7(9):e1002205. https://doi.org/10.1371/journal.pcbi.1002205.

101. Wu JT, Ma ES, Lee CK, et al. The infection attack rate and severity of 2009 pandemic H1N1 influenza in Hong Kong. Clin Infect Dis. 2010;51(10):1184–91. https://doi.org/10.1086/ 656740.

102. Wu JT, Ho A, Ma ESK, et al. Estimating infection attack rates and severity in real time during an influenza pandemic: Analysis of serial cross-sectional serologic surveillance data. PLoS Med. 2011;8(10):e1001103. https://doi.org/10.1371/journal.pmed.1001103.

103. Cowling BJ, Lau MSY, Ho LM, et al. The effective reproduction number of pandemic influenza: Prospective estimation. Epidemiology. 2010;21(6):842–6. https://doi.org/10.1097/ EDE.0b013e3181f20977.

104. Cowling BJ, Fang VJ, Riley S, et al. Estimation of the serial interval of influenza. Epidemiology. 2009;20(3):344–7. https://doi.org/10.1097/EDE.0b013e31819d1092.

105. Cauchemez S, Ferguson NM, Wachtel C, et al. Closure of schools during an influenza pandemic. Lancet Infect Dis. 2009;9(8):473–81. https://doi.org/10.1016/S1473-3099(09)70176-8.

106. Wallinga J, van Boven M, Lipsitch M. Optimizing infectious disease interventions during an emerging epidemic. Proc Natl Acad Sci. 2010;107(2):923–8. https://doi.org/10.1073/pnas. 0908491107.

107. Liu J, Xia S. Toward effective vaccine deployment: A systematic study. J Med Syst. 2011;35(5):1153–64. https://doi.org/10.1007/s10916-011-9734-x.

108. Keeling MJ, White PJ. Targeting vaccination against novel infections: Risk, age and spatial structure for pandemic influenza in Great Britain. J R Soc Interface. 2011;8(58):661–70. https://doi.org/10.1098/rsif.2010.0474.

109. Hashemian M, Qian W, Stanley KG, et al. Temporal aggregation impacts on epidemiological simulations employing microcontact data. BMC Med Inform Decis Mak. 2012;12(1):132. https://doi.org/10.1186/1472-6947-12-132.

110. Ferguson N. Capturing human behaviour. Nature. 2007;446(7137):733. https://doi.org/10. 1038/446733a.

111. John TJ, Samuel R. Herd immunity and herd effect: New insights and definitions. Eur J Epidemiol. 2000;16(7):601–6. https://doi.org/10.1023/A:1007626510002.

112. Mounier-Jack S, Coker RJ. How prepared is Europe for pandemic influenza? Analysis of national plans. Lancet. 2006;367(9520):1405–11. https://doi.org/10.1016/S0140-6736(06)68511-5.

113. Straetemans M, Buchholz U, Reiter S, et al. Prioritization strategies for pandemic influenza vaccine in 27 countries of the European Union and the Global Health Security Action Group: A review. BMC Public Health. 2007;7(1):236. https://doi.org/10.1186/1471-2458-7-236.

114. Ng S, Wu P, Nishiura H, et al. An analysis of national target groups for monovalent 2009 pandemic influenza vaccine and trivalent seasonal influenza vaccines in 2009-10 and 2010-11. BMC Infect Dis. 2011;11(1):230. https://doi.org/10.1186/1471-2334-11-230.

115. Coker R, Mounier-Jack S. Pandemic influenza preparedness in the Asia Pacific region. Lancet. 2006;368(9538):886–9. https://doi.org/10.1016/S0140-6736(06)69209-X.

116. Germann TC, Kadau K, Longini IM, et al. Mitigation strategies for pandemic influenza in the United States. Proc Natl Acad Sci. 2006;103(15):5935–40. https://doi.org/10.1073/pnas. 0601266103.

117. Medlock J, Galvani AP. Optimizing in influenza vaccine distribution. Science. 2009;325(5948):1705–8. https://doi.org/10.1126/science.1175570.

118. Tuite AR, Fisman DN, Kwong JC, et al. Optimal pandemic influenza vaccine allocation strategies for the Canadian population. PLoS One. 2010;5(5):e10520. https://doi.org/10. 1371/journal.pone.0010520.

119. Yang Y, Sugimoto JD, Halloran E, et al. The transmissibility and control of pandemic influenza A (H1N1) virus. Science. 2009;326(5953):729–33. https://doi.org/10.1126/science. 1177373.

120. Keeling MJ, White PJ. Targeting vaccination against novel infections: Risk, age and spatial structure for pandemic influenza in Great Britain. J R Soc Interface. 2011;8(58):661–70. https://doi.org/10.1098/rsif.2010.0474.

121. Medlock J, Meyers LA, Galvani A. Optimizing allocation for a delayed influenza vaccination campaign. PLoS Curr. 2009;1:RRN1134. https://doi.org/10.1371/currents.RRN1134.

122. Matrajt L, Longini IM. Optimizing vaccine allocation at different points in time during an epidemic. PLoS One. 2010;5(11):e13767. https://doi.org/10.1371/journal.pone.0013767.

123. Myliusa SD, Hagenaars TJ, Lugnera AK, et al. Optimal allocation of pandemic influenza vaccine depends on age, risk and timing. Vaccine. 2008;26(29-30):3742–9. https://doi.org/ 10.1016/j.vaccine.2008.04.043.

124. Bansal S, Pourbohloul B, Meyers LA. A comparative analysis of influenza vaccination programs. PLoS Med. 2006;3(10):e387. https://doi.org/10.1371/journal.pmed.0030387.

125. Yaesoubi R, Cohen T. Dynamic health policies for controlling the spread of emerging infections: influenza as an example. PLoS One. 2011;6(9):e24043. https://doi.org/10.1371/ journal.pone.0024043.

126. Merl D, Johnson LR, Gramacy RB, et al. A statistical framework for the adaptive management of epidemiological interventions. PLoS One. 2009;4(6):e5807. https://doi.org/10.1371/ journal.pone.0005807.

127. Chowell G, Viboud C, Wang X, et al. Adaptive vaccination strategies to mitigate pandemic influenza: Mexico as a case study. PLoS One. 2009;4(12):e8164. https://doi.org/10.1371/ journal.pone.0008164.

128. National Vaccine Advisory Committee. Recommendations from the National Vaccine Advisory Committee: standards for adult immunization practice. Public Health Rep. 2014;129(2):115–23. https://doi.org/10.1177/003335491412900203.

129. US Department of Health and Human Services. HHS Pandemic Influenza Plan; 2005. Accessed 10 Nov 2005. Website, Available from: http://www.flu.gov/planning-preparedness/ federal/hhspandemicinfluenzaplan.pdf.

130. Center for Health Protection. Human Swine Influenza Vaccination Programme Launched; 2009. Accessed 21 Dec 2009. Website, Available from: http://www.chp.gov.hk/en/content/ 116/19635.html.

131. Diekmann O, Heesterbeek JAP, Roberts MG. The construction of next-generation matrices for compartmental epidemic models. J R Soc Interface. 2010;7(47):873–85. https://doi.org/ 10.1098/rsif.2009.0386.

132. Casiday R, Cresswell T, Wilson D, et al. A survey of UK parental attitudes to the MMR vaccine and trust in medical authority. Vaccine. 2006;24(2):177–84. https://doi.org/10.1016/ j.vaccine.2005.07.063.

133. Baker JP. The pertussis vaccine controversy in Great Britain, 1974-1986. Vaccine. 2003;21(25-26):4003–10. https://doi.org/10.1006/jmre.1997.1278.

134. Lau JT, Yeung NC, Choi K, et al. Acceptability of A/H1N1 vaccination during pandemic phase of influenza A/H1N1 in Hong Kong: Population based cross sectional survey. Br Med J. 2009;339:b4164. https://doi.org/10.1136/BMJ.b4164.

135. Latané B. The psychology of social impact. Am Psychol. 1981;36(4):343. https://doi.org/10. 1037/0003-066X.36.4.343.

136. Latané B, Wolf S. The social impact of majorities and minorities. Psychol Rev. 1981;88(5):438. https://doi.org/10.1037/0033-295x.88.5.438.

137. Lau JTF, Yeung NCY, Choia KC, et al. Factors in association with acceptability of A/H1N1 vaccination during the influenza A/H1N1 pandemic phase in the Hong Kong general population. Vaccine. 2010;28(29):4632–7. https://doi.org/10.1016/j.vaccine.2010.04.076.

138. Zijtregtop EAM, Wilschut J, Koelma N, et al. Which factors are important in adults' uptake of a (pre)pandemic influenza vaccine? Vaccine. 2009;28(1):207–27. https://doi.org/10.1016/j.vaccine.2009.09.099.

139. Barriere J, Vanjak D, Kriegel I, et al. Acceptance of the 2009 A (H1N1) influenza vaccine among hospital workers in two French cancer centers. Vaccine. 2010;28(43):7030–4. https://doi.org/10.1016/j.vaccine.2010.08.021.

140. Rubin G, Potts H, Michie S. The impact of communications about swine flu (influenza A H1N1v) on public responses to the outbreak: Results from 36 national telephone surveys in the UK. Health Technol Assess. 2010;14(34):183–266. https://doi.org/10.3310/hta14340-03.

141. Maltezou HC, Dedoukou X, Patrinos S, et al. Determinants of intention to get vaccinated against novel (pandemic) influenza A H1N1 among health-care workers in a nationwide survey. J Infect. 2010;61(3):252–8. https://doi.org/10.1016/j.jinf.2010.06.004.

142. Hidiroglu S, Ay P, Topuzoglu A, et al. Resistance to vaccination: The attitudes and practices of primary healthcare workers confronting the H1N1 pandemic. Vaccine. 2010;28(51):8120–4. https://doi.org/10.1016/j.vaccine.2010.09.104.

143. Seale H, Heywood AE, McLaws ML, et al. Why do I need it? I am not at risk! Public perceptions towards the pandemic (H1N1) 2009 vaccine. BMC Infect Dis. 2010;10(1):99. https://doi.org/10.1186/1471-2334-10-99.

144. Wong LP, Sam IC. Factors influencing the uptake of 2009 H1N1 influenza vaccine in a multiethnic Asian population. Vaccine. 2010;28(28):4499–505. https://doi.org/10.1016/j.vaccine.2010.04.043.

145. Rubin GJ, Potts HW, Michie S. Likely uptake of swine and seasonal flu vaccines among healthcare workers. A cross-sectional analysis of UK telephone survey data. Vaccine. 2011;29(13):2421–8. https://doi.org/10.1016/j.vaccine.2011.01.035.

146. Torun SD, Torun F. Vaccination against pandemic influenza A/H1N1 among healthcare workers and reasons for refusing vaccination in Istanbul in last pandemic alert phase. Vaccine. 2010;28(35):5703–10. https://doi.org/10.1016/j.vaccine.2010.06.049.

147. Bauch CT, Earn DJD. Vaccination and the theory of games. Proc Natl Acad Sci. 2004;101(36):13391–4. https://doi.org/10.1073/pnas.0403823101.

148. Bauch CT. Imitation dynamics predict vaccinating behaviour. Proc R Soc B Biol Sci. 2005;272(1573):1669–75. https://doi.org/10.1098/rspb.2005.3153.

149. Reluga TC, Bauch CT, Galvani AP. Evolving public perceptions and stability in vaccine uptake. Math Biosci. 2006;204(2):185–98. https://doi.org/10.1016/j.mbs.2006.08.015.

150. Reluga TC, Galvani AP. A general approach for population games with application to vaccination. Math Biosci. 2011;230(2):67–78. https://doi.org/10.1016/j.mbs.2011.01.003.

151. Cojocaru MG. Dynamic equilibria of group vaccination strategies in a heterogeneous population. J Glob Optim. 2008;40(1-3):51–63. https://doi.org/10.1007/s10898-007-9204-7.

152. Perisic A, Bauch CT. Social contact networks and disease eradicability under voluntary vaccination. PLoS Comput Biol. 2009;5(2):e1000280. https://doi.org/10.1371/journal.pcbi.1000280.

153. Perisic A, Bauch CT. A simulation analysis to characterize the dynamics of vaccinating behaviour on contact networks. BMC Infect Dis. 2009;9(1):77. https://doi.org/10.1186/1471-2334-9-77.

154. Bauch CT, Bhattacharyya S. Evolutionary game theory and social learning can determine how vaccine scares unfold. PLoS Comput Biol. 2012;8(4):e1002452. https://doi.org/10.1371/journal.pcbi.1002452.

155. Fu F, Rosenbloom DI, Wang L, et al. Imitation dynamics of vaccination behaviour on social networks. Proc R Soc B Biol Sci. 2011;278(1702):42–9. https://doi.org/10.1098/rspb.2010.1107.

156. d'Onofrio A, Manfredi P, Poletti P. The impact of vaccine side effects on the natural history of immunization programmes: An imitation-game approach. J Theor Biol. 2011;273(1):63–71. https://doi.org/10.1016/j.jtbi.2010.12.029.

157. Mbah MLN, Liu J, Bauch CT, et al. The impact of imitation on vaccination behavior in social contact networks. PLoS Comput Biol. 2012;8(4):e1002469. https://doi.org/10.1371/journal.pcbi.1002469.

158. Zhang H, Zhang J, Li P, et al. Risk estimation of infectious diseases determines the effectiveness of the control strategy. Physica D. 2011;240(11):943–8. https://doi.org/10.

1016/j.physd.2011.02.001.

159. Breban R, Vardavas R, Blower S. Mean-field analysis of an inductive reasoning game: Application to influenza vaccination. Phys Rev E. 2007;76(3):031127. https://doi.org/10.1103/PhysRevE.76.031127.

160. d'Onofrio A, Manfredi P, Salinelli E. Vaccinating behaviour, information, and the dynamics of SIR vaccine preventable diseases. Theor Popul Biol. 2007;71(3):301–17. https://doi.org/10.1016/j.tpb.2007.01.001.

161. Shim E, Meyers LA, Galvani AP. Optimal H1N1 vaccination strategies based on self-interest versus group interest. BMC Public Health. 2011;11(S1):S4. https://doi.org/10.1186/1471-2458-11-S1-S4.

162. Watts DJ, Dodds PS. Influentials, networks, and public opinion formation. J Consum Res. 2007;34(4):441–58. https://doi.org/10.1086/518527.

163. Nowak A, Szamrej J, Latané B. From private attitude to public opinion: A dynamic theory of social impact. Psychol Rev. 1990;97(3):362. https://doi.org/10.1037/0033-295X.97.3.362.

164. Salathé M, Bonhoeffer S. The effect of opinion clustering on disease outbreaks. J R Soc Interface. 2008;5(29):1505–8. https://doi.org/10.1098/rsif.2008.0271.

165. Bish A, Yardley L, Nicoll A, et al. Factors associated with uptake of vaccination against pandemic influenza: A systematic review. Vaccine. 2011;29(38):6472–84. https://doi.org/10.1016/j.vaccine.2011.06.107.

166. Young ME, Norman GR, Humphreys KR. Medicine in the popular press: The influence of the media on perceptions of disease. PLoS One. 2008;3(10):e3552. https://doi.org/10.1371/journal.pone.0003552.

167. Vance K, Howe W, Dellavalle RP. Social internet sites as a source of public health information. Dermatol Clin. 2009;27(2):133–6. https://doi.org/10.1016/j.det.2008.11.010.

168. Signorini A, Segre AM, Polgreen PM. The use of Twitter to track levels of disease activity and public concern in the US during the influenza A H1N1 pandemic. PLoS One. 2011;6(5):e19467. https://doi.org/10.1371/journal.pone.0019467.

169. Keelan J, Pavri-Garcia V, Tomlinson G, et al. YouTube as a source of information on immunization: a content analysis. J Am Med Assoc. 2007;298(21):2482–4. https://doi.org/10.1001/jama.298.21.2482.

170. Pandey A, Patni N, Singh M, et al. YouTube as a source of information on the H1N1 influenza pandemic. Am J Prev Med. 2010;38(3):e1–3. https://doi.org/10.1016/j.amepre.2009.11.007.

171. Shafer G. A Mathematical Theory of Evidence. vol. 76. London: Princeton University Press; 1976.

172. Dempster AP. Upper and lower probabilities induced by a multivalued mapping. In: Classic Works of the Dempster-Shafer Theory of Belief Functions. Berlin: Springer; 2008. p. 57–72.

173. Information Services Department of the Hong Kong Government. Human Swine Influenza Vaccination Programme; 2010. Accessed 1 April 2011. Website, Available from: http://www.info.gov.hk/gia/general/201003/17/P201003170168.htm.

174. Panzarasa P, Opsahl T, Carley KM. Patterns and dynamics of users' behavior and interaction: network analysis of an online community. J Am Soc Inf Sci Technol. 2009;60(5):911–32. https://doi.org/10.1002/asi.v60:5.

175. Funk S, Gilada E, Watkinsb C, et al. The spread of awareness and its impact on epidemic outbreaks. Proc Natl Acad Sci. 2009;106(16):6872–6877. https://doi.org/10.1073/pnas.0810762106.

176. Fenichel EP, Castillo-Chavez C, Ceddia MG, et al. Adaptive human behavior in epidemiological models. Proc Natl Acad Sci. 2011;108(15):6306–11. https://doi.org/10.1073/pnas.1011250108.

177. Coelho FC, Codeco CT. Dynamic modeling of vaccinating behavior as a function of individual beliefs. PLoS Comput Biol. 2009;5(7):e1000425. https://doi.org/10.1371/journal.pcbi.1000425.

178. Kaplan AM, Haenlein M. Users of the world, unite! The challenges and opportunities of social media. Bus Horiz. 2010;53(1):59–68. https://doi.org/10.1016/j.bushor.2009.09.003.

179. Ginsberg J, Mohebbi MH, Patel RS, et al. Detecting influenza epidemics using search engine query data. Nature. 2009;457(7232):1012–4. https://doi.org/10.1038/nature07634.

180. Salathe M, Khandelwal S. Assessing vaccination sentiments with online social media: Implications for infectious disease dynamics and control. PLoS Comput Biol. 2011;7(10):e1002199. https://doi.org/10.1371/journal.pcbi.1002199.

181. Henrich N, Holmes B. What the public was saying about the H1N1 vaccine: Perceptions and issues discussed in on-line comments during the 2009 H1N1 pandemic. PLoS One. 2011;6(4):e18479. https://doi.org/10.1371/journal.pone.0018479.

182. Xia S, Zhou XN, Liu J. Systems thinking in combating infectious diseases. Infect Dis Poverty.

2017;6(1):144. https://doi.org/10.1186/s40249-017-0339-6.

183. Checkland P. Systems thinking, systems practice: Includes a 30-year retrospective. J Oper Res Soc. 2000;51(5):647. https://doi.org/10.2307/254200.

184. Leischow SJ, Milstein B. Systems thinking and modeling for public health practice. Am Public Health Assoc. 2006;96(3):403–5. https://doi.org/10.2105/ajph.2005.082842.

185. Maani K, Cavana RY. Systems Thinking, System Dynamics: Managing Change and Complexity. New Zealand: Pearson Education New Zealand; 2007.

186. May RM. Simple mathematical models with very complicated dynamics. Nature. 1976;261(5560):459–67. https://doi.org/10.1038/261459a0.

187. Liu J, Jin X, Tsui KC. Autonomy Oriented Computing: From Problem Solving to Complex Systems Modeling. Boston: Springer; 2006.

188. Liu J. Autonomous Agents and Multi-agent Systems: Explorations in Learning, Self-organization and Adaptive Computation. Singapore: World Scientific; 2001.

189. Newman ME. Spread of epidemic disease on networks. Phys Rev E. 2002;66(1):016128. https://doi.org/10.1103/PhysRevE.66.016128.

190. Chen H, Yang B, Liu J, et al. Mining spatiotemporal diffusion network: A new framework of active surveillance planning. IEEE Access. 2019;7:108458–73. https://doi.org/10.1109/ACCESS.2019.2927878.

191. Yang X, Liu J, Zhou XN, et al. Inferring disease transmission networks at a metapopulation level. Malar J. 2014;2(1):8. https://doi.org/10.1186/2047-2501-2-8.

192. Shi B, Zhong J, Bao Q, et al. EpiRep: Learning node representations through epidemic dynamics on networks. In: 2019 IEEE/WIC/ACM International Conference on Web Intelligence. Piscataway: IEEE; 2019. p. 486–92.

193. Yu Z, Liu J, Wang X, et al. Efficient vaccine distribution based on a hybrid compartmental model. PLoS One. 2016;11(5):e0155416. https://doi.org/10.1371/journal.pone.0155416.

194. Liu J, Yang B, Cheung WK, et al. Malaria transmission modelling: A network perspective. Infect Dis Poverty. 2012;1(1):11. https://doi.org/10.1186/2049-9957-1-11.

195. Ming RX, Liu J, Cheung WK, et al. Stochastic modelling of infectious diseases for heterogeneous populations. Infect Dis Poverty. 2016;5(1):107. https://doi.org/10.1186/s40249-016-0199-5.

196. Yang B, Pei H, Chen H, et al. Characterizing and discovering spatiotemporal social contact patterns for healthcare. IEEE Trans Pattern Anal Mach Intell. 2016;39(8):1532–46. https://doi.org/10.1109/TPAMI.2016.2605095.

197. Chen H, Yang B, Pei H, et al. Next generation technology for epidemic prevention and control: Data-driven contact tracking. IEEE Access. 2018;7:2633–42. https://doi.org/10.1109/ACCESS.2018.2882915.

198. Shi B, Tan Q, Zhou XN, et al. Mining geographic variations of Plasmodium vivax for active surveillance: A case study in China. Malar J. 2015;14(1):216. https://doi.org/10.1186/s12936-015-0719-y.

199. Shi B, Liu J, Zhou XN, et al. Inferring Plasmodium vivax transmission networks from tempo-spatial surveillance data. PLoS Negl Trop Dis. 2014;8(2):e2682. https://doi.org/10.1371/journal.pntd.0002682.

200. Shi B, Xia S, Yang GJ, et al. Inferring the potential risks of H7N9 infection by spatiotemporally characterizing bird migration and poultry distribution in eastern China. Infect Dis Poverty. 2013;2(1):8. https://doi.org/10.1186/2049-9957-2-8.

201. Zhu G, Liu J, Tan Q, Shi B. Inferring the spatio-temporal patterns of dengue transmission from surveillance data in Guangzhou, China. PLoS Negl Trop Dis. 2016;10(4):e0004633. https://doi.org/10.1371/journal.pntd.0004633.

202. Shi B, Zhan XM, Zheng JX, et al. Identifying key bird species and geographical hotspots of avian influenza A (H7N9) virus in China. Infect Dis Poverty. 2018;7(1):97. https://doi.org/10.1186/s40249-018-0480-x.

203. Zhang Y, Cheung WK, Liu J. A unified framework for epidemic prediction based on poisson regression. IEEE Trans Knowl Data Eng. 2015;27(11):2878–92. https://doi.org/10.1109/TKDE.2015.2436918.

204. Pei H, Yang B, Liu J, et al. Group sparse Bayesian learning for active surveillance on epidemic dynamics. In: 32nd AAAI Conference on Artificial Intelligence. Menlo Park: AAAI; 2018. p. 800–7.

205. Chen H, Yang B, Liu J. Partially observable reinforcement learning for sustainable active surveillance. In: International Conference on Knowledge Science, Engineering and Management. Berlin: Springer; 2018. p. 425–37.

206. Yang B, Guo H, Yang Y, et al. Modeling and mining spatiotemporal patterns of infection risk from heterogeneous data for active surveillance planning. In: 28th AAAI Conference on

Artificial Intelligence. Menlo Park: AAAI; 2014. p. 493–9.

207. Shi B, Zheng J, Qiu H, et al. Risk assessment of malaria transmission at the border area of China and Myanmar. Infect Dis Poverty. 2017;6(1):108. https://doi.org/10.1186/s40249-017-0322-2.

208. Tan Q, Liu J, Shi B, et al. Public health surveillance with incomplete data-spatio-temporal imputation for inferring infectious disease dynamics. In: 6th IEEE International Conference on Healthcare Informatics. Piscataway: IEEE; 2018. p. 255–64.

209. Shi B, Xia S, Liu J. A complex systems approach to infectious disease surveillance and response. In: International Conference on Brain and Health Informatics. Berlin: Springer; 2013. p. 524–35.

中英文名词对照索引

Dempster-Shafer 理论 Dempster-Shafer theory，DST 10

Dempster 组合规则 Dempster rule of combination 68

H1N1 流感感染的持续时长 duration of H1N1 influenza infection 26

B

伴侣 partners 22

报告率 reporting rates 11

边际减少量 marginal reduction 35

边际效应 marginal effects 8

病媒种群 disease vector population 83

泊松回归 Poisson regression 83

博弈论分析 game-theoretic analysis 11

博弈论模型 game-theoretic model 11

不良事件 adverse events 64

不同年龄段的 age-specific 7

不同年龄段的疾病传染性 age-specific infectivity 7

不同年龄段的疾病易感性 age-specific susceptibility 7

不同年龄段的人与人之间其接触频率 cross-age contact frequencies 7

不同年龄段的宿主人群 age-structured host population 22

不同年龄段的疫苗接种 age-specific vaccination 8

不同年龄段人群的发病率 age-specific attack rates 8

C

仓室模型 compartmental model 7

差异性接触网络 heterogeneous contact network 17

冲突概率质量 conflict probability mass 68

传播参数 transmission parameters 16

传播网络 transmission networks 83

传染病流行病学 infectious disease epidemiology 1

传染病模型 infectious disease models 15

传染性疾病 infectious diseases 1

从众度 conformity 9

从众率 conformity rate 9

D

代理指标 proxy indicators 32

地理分布 geographic hotspots 83

动态过程 dynamics 3

独特属性 emergent properties 79

多尺度 multiple scales 80

F

分析算法 analytical algorithms 81

风险排序 risk ranking 84

复杂系统 complex system 79

复杂系统方法 complex systems approach 81

复杂性 complexity 79

英中文名词对照索引